KB026343

집에 있는 도구로
쉽고 재미있게 셀프 운동하기

우리집이 헬스장이 된다

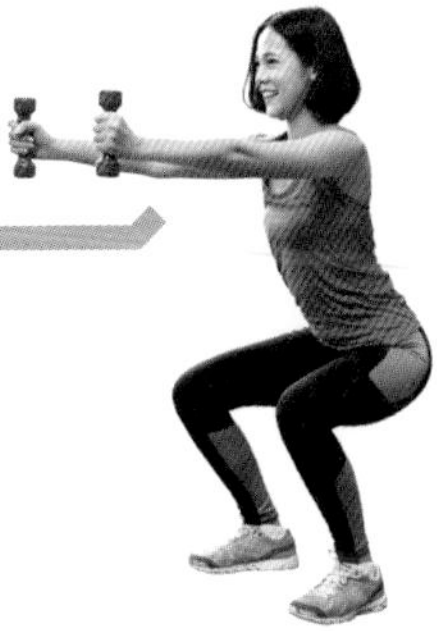

바디컨설턴트 신호용 지음

정진 Life

프롤로그

운동할 시간을 전혀 내기 어렵다는 사람은 조만간 병들 시간을 내야 할 것이다.

요즘 운동하는 여자 혹은 운동하는 남자가 대세다. 그래서 그런지 모두가 운동을 시작하고 몸매를 가꾸려고 한다. 하지만 어떤 운동부터 해야 하는지 모르는 사람이 태반이고 잘못된 자세로 운동하는 사람들이 대다수이다. 여러 헬스장에 가서 둘러보면 '저런 자세로 하면 나중에 목이 아플 텐데……', '그렇게 하면 어깨를 다칠 확률이 너무 큰데……' 하는 생각을 한 적이 많다.

그들을 보고 있으면 열정은 엄청나다. 마치 헬스장에 있는 기구를 모두 집어삼킬 것만 같다. 하지만 그들은 부상 위험에 너무 많이 노출되어 있다. 위험하게 운동할 바에야 나는 집에서 간단한 도구로 운동하라고 추천한다. 집에서 짧게 운동해도 다치는 것보다는 백배 낫기 때문이다.

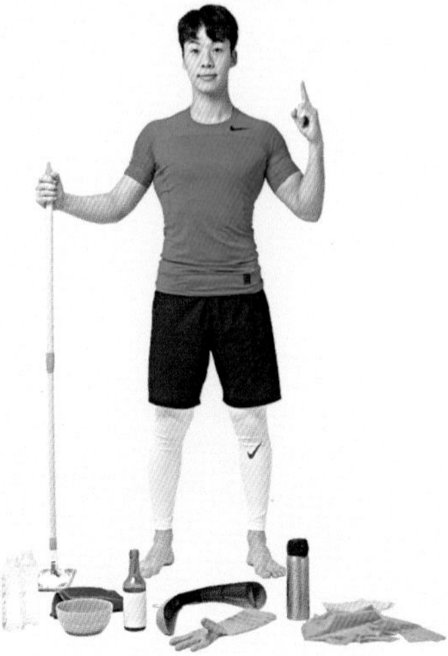

운동량이 많다고 해서 몸짱이 되는 것은 아니다. 운동을 어떻게 하느냐에 따라 몸짱이 될 수도 있고 못될 수도 있다. 그렇기 때문에 한 가지를 하더라도 정확히 해야만 해당 부위 근육에 자극을 줄 수 있고 근육이 커질 수 있다. 헬스장에 가서 뭐부터 어떻게 해야 할지 모르는 상태에서 운동하는 분위기에만 휩쓸리지 말고, 이 책과 함께 내 집을 헬스장으로 만들어 보자.

이 책을 열어보는 순간 헬스장에 갈 필요가 없어진다. 운동할 기회가 부족하고 시간이 없는 사람들은 이 책을 보고 따라 하면 된다. 헬스장 기구와 운동복을 갖춰야만 제대로 운동을 할 수 있다고 생각하는가? 그렇지 않다. 운동을 위한 필수 장비는 단 하나, 우리의 몸이다. 몸만 있으면 충분하다.

목 차

PART 3. 내 몸 맞춤 프로그램 & 운동 동작

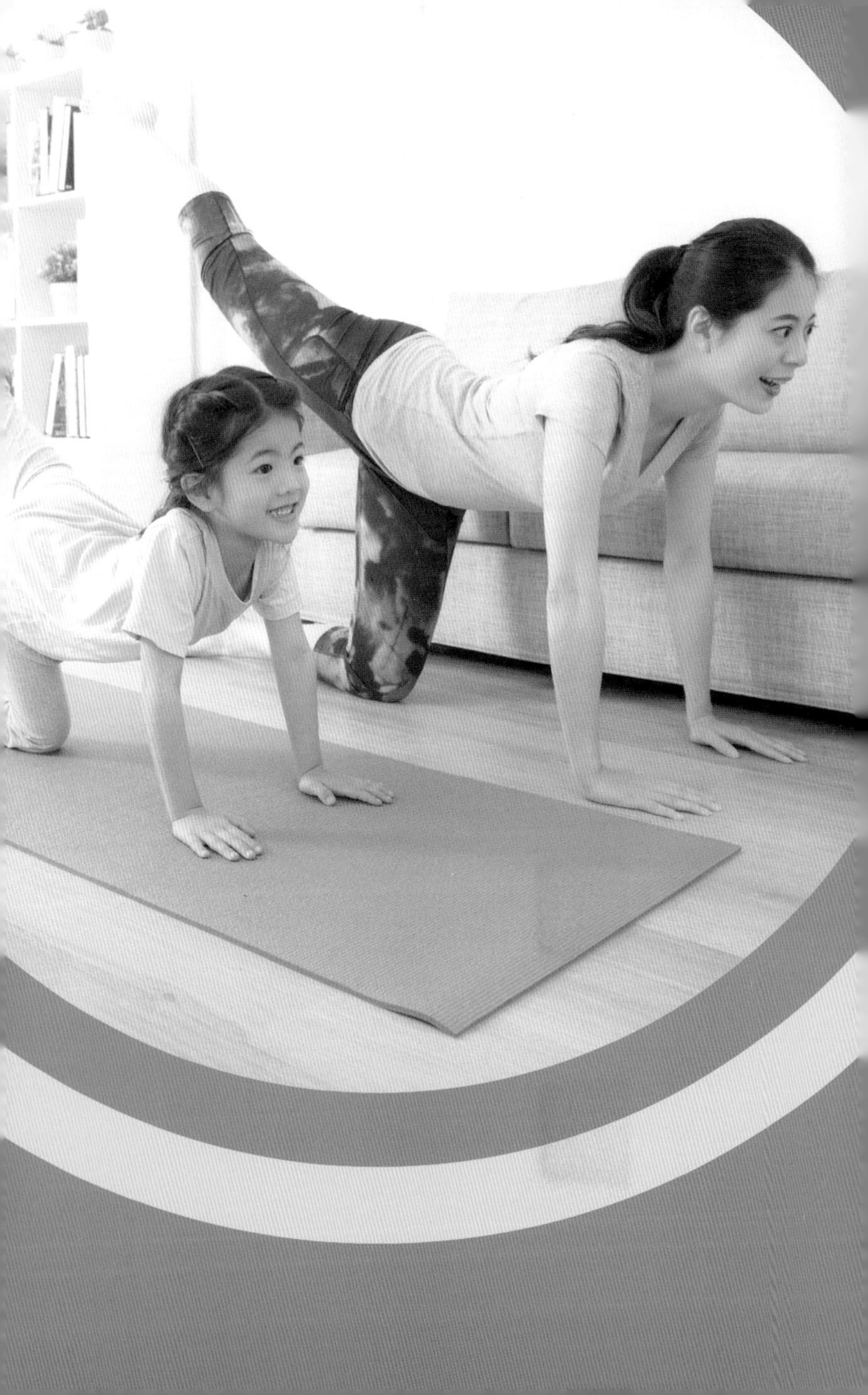

P/A/R/T 1

우리 집이 정말 헬스장이 된다고?

1. 헬스장에 갈 필요가 없다

추운 겨울이 지나가고 따뜻한 봄이 시작될 무렵 사람들은 헬스장에 많이 몰린다. 다들 목표는 크게 다르지 않다. 겨울에 찌워 놓았던 살 빼기, 여름 대비 몸 만들기, 사람들은 비슷한 목표를 가지고 헬스장에서 운동을 시작하려 한다. 하지만 막상 헬스장에 가면 뭐부터 운동을 해야 할지 잘 모르는 사람이 태반이다. "유산소 운동을 먼저 해야 하나, 근력 운동을 먼저 해야 하나?", "가슴 운동으로는 뭐가 있지? 등 운동도 해야 하는데…… 둘 다 같이 해야 하나?" 안타깝게도 대부분 궁금증을 해소하지 못한 채로 운동을 시작한다. 이렇게 운동을 시작하게 되면 체계 없는 운동을 하게 되고 애먼 근육만 아프게 되면서 운동 중단…… 결국 러닝머신 위로 올라가게 된다. 그리고 러닝머신이나 사이클을 하고 집으로 돌아가며 그런 악순환이 계속 되어 점점 헬스장을 멀리하게 된다. 왜 그럴까? 정말 사람들은 정녕 러닝머신과 사이클을 하려고 헬스장에 왔을까? 아닐 것이다. 운동을 어떻게 해야 하고 어떤 방식으로 해야 효과적인지, 운동기구를 어떻게 사용해야 하는지 모르기 때문에 사용하기 제일 쉬운 유산소 운동기구부터 올라가는 것이라고 볼 수 있다. 그렇다면 이런 상황에서 헬스장 가서 운동을 하면 괜찮은 몸매가 될까? 역시 대답은 'NO'다. 장소가 중요한 것이 아니라 어떤 운동을 어떻게 하는지, 즉 'HOW'가 중요한 것이다. 장소가 중요하지 않기 때문에 과감히 집에서 운동을 하라고 추천한다. 헬스장까지 가는 시간과 비용을 아낄 수 있고, 사람들 속에서 불쾌하게 운동할 필요도 없다. 무엇보다도 헬스장 등록비를 아낄 수 있고 집에 있는 물건으로 운동할 수 있는 것이 가장 큰 매력이 아닐까 싶다. 운동은 집에서도 충분히 할 수 있다.

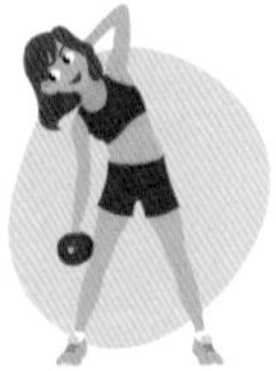

2. 집이 최고의 헬스장인 이유

왜 집이 최고의 헬스장일까? 첫째, 적은 돈으로 운동을 할 수 있다. 집에 있는 물건들을 운동으로 활용하기 시작하는 순간 '무에서 유를 창조'하는 것이다. 꼭 헬스장 기구, 덤벨 등으로 해야 한다는 편견은 버려야 한다. 밴드, 집에 있는 의자, 청소용 밀대, 침대 등등 이 책과 함께라면 모든 것이 운동기구가 된다. 둘째, 집에서 운동하면 시간을 아낄 수 있다. 일반적으로 운동을 하러 헬스장에 걸어가거나 심지어 차를 타고 가야 한다. 그렇다면 왔다 갔다 하는 시간이 많이 소요될 것이다. 그래서 집에서 운동을 하면 큰 효율을 얻을 수 있다. 셋째, 집에서 운동하면 번거로움이 줄어든다. 편안한 복장으로 운동을 하고, 남의 시선에 구애받지 않고 자기 운동에만 집중할 수 있다. 예를 들어 보면, 내가 즐겨 듣는 음악을 틀고 운동할 수 있다는 점, 땀이 많이 나고 더우면 옷을 벗고 할 수도 있다는 점 등등, 사소한 부분이 많은 장점으로 다가온다.

단, 집에서 운동 시 조심해야 할 부분도 있다. 바로 '나태함'이다. 혼자 하려다 보니까 운동 중간중간 쉬는 시간이 길어진다거나 오늘 운동을 내일로 미룬다거나, 혼자 할 의지가 부족하다고 말하는 사람들이 많을 수 있다. 하지만 이 책과 함께라면 오늘 운동을 내일로 미룬다거나 운동 중간중간 쉬는 시간을 길게 갖을 수 없을 것이다. 이 책에서는 집에서 할 수 있는 운동과 조합들을 상세히 썼고, 운동 중간중간 쉬는 시간이 나와 있으니 잘 따라오기만 한다면 목적의식 없이 다니는 헬스장보다 훨씬 좋은 몸매를 만들 거라 확신한다.

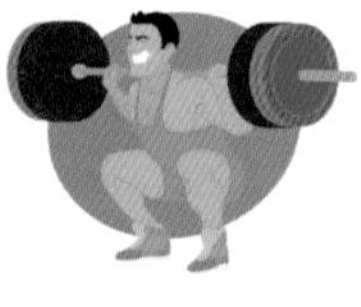

3. 집에서 운동할 땐 짧고 굵게!

대부분의 사람들은 착각한다. 운동을 한 시간 이상 하거나 최고의 프로그램으로 운동을 해야 성공적인 운동이라고 생각한다. 꼭 한 시간 이상 운동을 해야 하는 것도 아니고, 꼭 좋은 프로그램의 운동을 해야 하는 것도 아니다. 가장 중요한 것은 '꾸준함'이다. 아침 일찍 일어나 밤늦게 퇴근하는 직장인이나 아침 일찍부터 공부에 시달리는 학생들 보고 매일 한 시간 넘게 운동하라는 것은 어떻게 보면 불가능한 것을 하라고 강요하는 것과 마찬가지이다. 따라서 독자의 상황에 맞추어 운동을 해야 한다. 모두가 똑같이 생활하고 똑같은 강도의 노동을 하는 것이 아니기 때문이다. 그래서 시간이 없으면 단 15분이라도, 너무 피곤한 날에는 강도를 낮춰서 해야 한다고 생각한다. 안 좋은 습관 중 하나가 운동하고 싶은 날에만 운동하는 것이다. 운동을 지속성 없이 띄엄띄엄한다면 운동의 효과를 크게 보지 못할 것이다. 조금씩이라도 '꾸준히' 하는 것이 제일 중요하다.

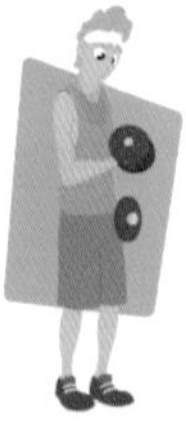

4. 집안을 잘 살펴봐라

집안을 잘 살펴보면, 평소에 엉덩이를 붙이고 앉는 의자도 있을 것이고, 매일 앉아서 밥을 먹는 식탁도 있을 것이고, 시원한 물을 담아서 마실 수 있는 물통도 있을 것이다.

"의자는 앉을 때만 사용되어야 하는가?, 식탁은 밥 먹을 때만 사용되어야 하는가?, 물통은 물을 마실 때만 사용되어야 하는가?"라고 묻고 싶다. 가능한 한 많은 것을 활용해 운동하려면 주변의 물건들을 잘 이용해야 한다. 주변에 있는 물건으로도 수많은 운동을 할 수 있기 때문이다. 예를 들면 의자에 발을 올리고 하는 팔 굽혀 펴기도 할 수 있고, 의자를 오르락내리락하며 하체 운동도 할 수 있다. 또 식탁을 잡고 하체 운동을 할 수도 있고 물통을 잡고 등 운동과 어깨 운동을 할 수 있다. 이 책은 주변에 흔히 있는 물건으로 어떻게 운동할지 잘 설명하고 있으니 편안한 집에서 주변에 있는 물건으로 간편하고 쉽게 운동하자.

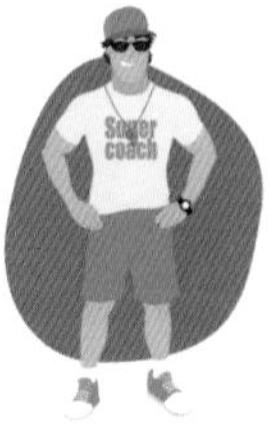

5. 아주 좁은 공간이어도 OK!

저녁 식사 후 헬스장을 가면 한참 에어로빅 또는 스피닝으로 운동을 하는 광경을 많이 보았을 것이다. 그 옆에는 땀을 삘삘 흘리는 나이 든 분이 큼지막한 운동기구 아래에서 열심히 운동기구와 사투를 벌인다. 그리고 스트레칭 존이나 준비운동하는 곳까지 마련하여 큼지막한 헬스장을 구성한다. 그러므로 사람들은 '운동할 공간이 넓어야 하는 거 아닌가?'라고 생각할 수 있다. 딱 잘라 말하자면, 아니다. 말 그대로 '우리 집이 헬스장이 된다'의 이 책은 넓은 장소가 필요하지 않은 운동들을 소개한다. 그러므로 여러분이 누울 공간 하나 정도만 된다면 충분하다. 운동을 위한 준비물은 다양한 운동기구가 아니다. 간단한 소도구와 여러분의 몸이 준비물이다. 그러므로 아주 좁은 공간이어도 가능하다. 몹시 더운 여름이라면 선풍기 하나 정도 놔둘 공간을 마련하는 것도 좋을 것 같다. 핵심은 아주 좁은 공간이어도 OK!

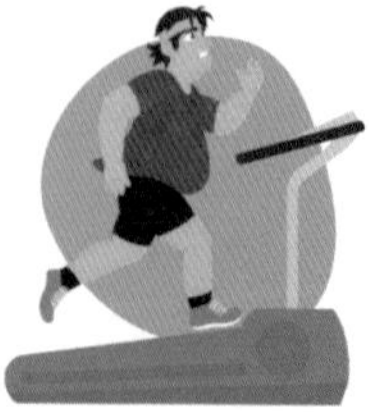

6. 핸드폰은 잠시 안녕

우리는 누구나 만능 IT 기기인 핸드폰을 가지고 있다. 노래도 듣고, SNS로 사람들과 소통하고, 인터넷 서핑도 하는 등 이제는 핸드폰이 없으면 안 될 정도이다. 그래서 우리는 어디를 가나 손에 핸드폰을 꼭 쥐고 있다. 물론 운동할 때도 말이다. 운동할 때 핸드폰은 '양날의 검'이다. 핸드폰에 이어폰을 꽂고 노래를 들으면서 더 신나게 운동을 할 수도 있고, 운동 한 세트 끝나고 메신저, SNS를 하느라 운동에 집중을 못 할 수도 있다. 운동을 할 때 핸드폰을 자꾸 보거나 만지작거리면 운동의 효율은 당연히 떨어진다. 운동을 하고 세트와 세트 사이의 시간에 자연스럽게 핸드폰에 손이 간다면 핸드폰과 잠시 이별을 해주는 것이 좋다. <우리 집이 헬스장이 된다> 책에서는 짧은 시간 내에 높은 효과를 내는 운동 프로그램이 구성되어 있다. 하지만 세트 수 사이에 핸드폰 때문에 방해가 되고 집중을 못 한다면 과감히 한쪽에 두고 운동을 해주어야 한다. 물론 음악을 들으면서 하고 싶은 사람도 있을 것이다. 그래서 나는 핸드폰을 한쪽에 두고 블루투스 이어폰으로 음악을 듣는다. 그러면 핸드폰을 한쪽에 두고 만질 일이 거의 없다. 그것도 정 안된다면 음악을 켠 채 핸드폰과 작별을 고해 보자.

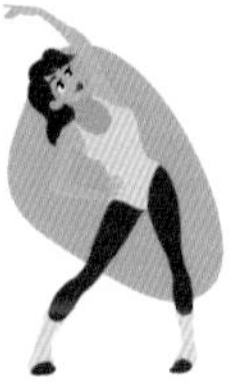

7. 소도구가 있으면 효과는 더블!

마사지볼, 폼롤러, 세라밴드, 루프밴드……. 운동 소도구는 참 다양하다. 뭉친 근육을 풀 수 있는 딴딴한 공, 문질러서 푸는 스틱, 땅콩 모양의 공 등등.

하나의 소도구로 정말 다양하게 운동을 할 수 있는 것이 소도구의 가장 큰 매력이다. 그렇기 때문에 소도구는 엄청난 효율성을 자랑한다. 그리고 소도구로 운동 기본기를 단단히 다질 수 있다. 운동을 할 때 높은 무게를 다루기 전에 밑바탕, 즉 기본이 튼튼해야 한다. 마치 초등학교 수학을 잘해 두어야 중학교, 고등학교 수학에서 잔실수를 줄이는 것처럼 기본 근육을 잘 다져놓아야 강도 높은 운동을 할 때 부상 없이 또는 원활하게 운동할 수 있다. 시중에는 너무 많은 소도구가 있지만, 이 책에서는 가장 필수적인 소도구로만 사용하여 운동 프로그램을 짜놓았다. 소도구가 많으면 쓸데는 있겠지만 굳이 많을 필요도 없다. 그리 많지 않은 소도구를 이용하여 최대 효과를 내보자! 이제 재미있는 운동의 세계로 여정을 떠나 보자!

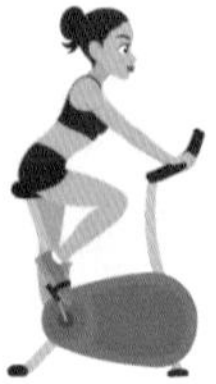

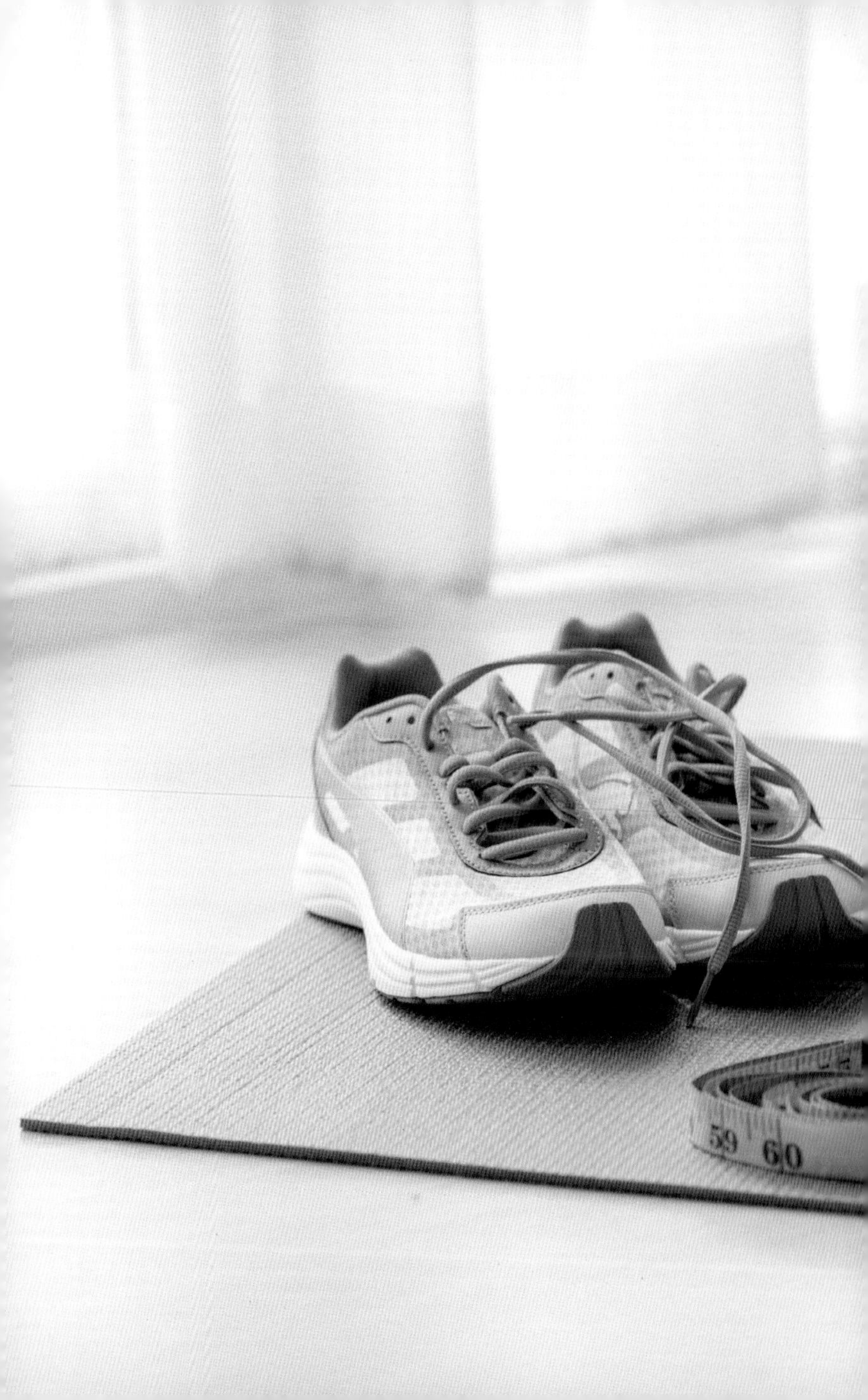
59 60

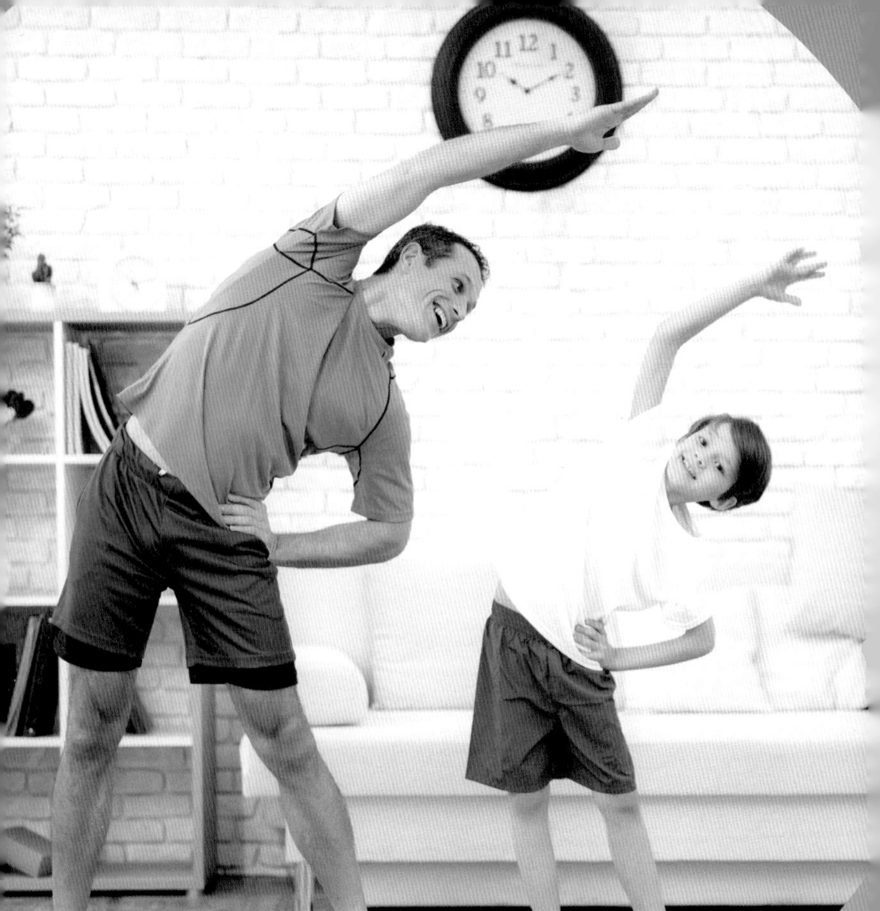

P/A/R/T 2

운동 전/후 셀프 마사지와 스트레칭

'운동 전과 후, 스트레칭을 해주어야 한다'는 말을 들어본 적이 있을 것이다. 하지만 엄밀히 말하자면 스트레칭은 뭉친 근육을 풀어준 뒤에 해야 한다.

스트레칭은 근육을 늘려주는 것이다. 만약 근육이 뭉쳐 있는 상태에서 무리한 스트레칭이나 운동을 한다면 어떤 일이 생길까? 근육에 상처가 생기거나, 심할 경우에는 부상을 입을 수도 있다. 이와 같은 부상이 발생하지 않더라도 운동하려는 부위에 자극이 제대로 전달되지 않아 운동 효과가 반감될 수도 있다. 뭉친 근육은 충분히 풀어주고, 짧아진 근육을 원래의 길이로 맞춘 후 운동을 해야 근육을 골고루 쓰는 좋은 운동이 되는 것이다. 따라서 운동을 하기 전에는 평소 아픈 부위를 골라 마사지와 스트레칭을 해주는 것이 좋다. 평소 아픈 부위가 없다면, 제일 많이 쓰는 부위인 어깨, 목, 허리를 가볍게 풀고 운동하도록 하자. 로봇이 아닌 이상 사람 몸의 모든 부위가 완벽한 컨디션일 수 는 없다. 일상생활에서 아프지 않더라도 운동 전 가벼운 스트레칭은 필수이다.

1 목 마사지 & 스트레칭

목 마사지

얼마나? 15초간 2set

준비물 소주병 / 대체 용품 : 텀블러 or 보온병

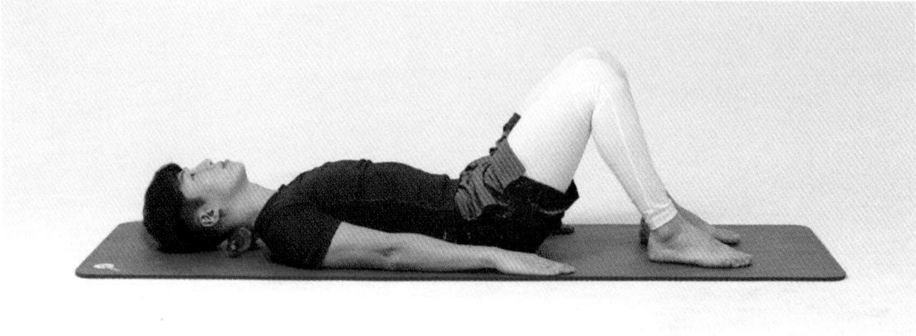

A. 요가 매트 위에 누운 뒤 무릎을 90도로 접어준다.

B. 목에 소주병을 놓는다.

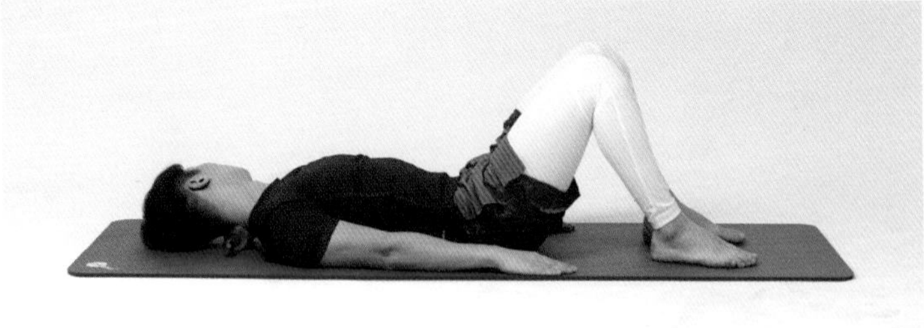

C. 머리를 왼쪽으로 돌려 턱을 당기고 호흡을 내뱉으며 꾹 눌러준다.

D. 위와 같은 방법으로 반대쪽 목도 꾹 눌러준다.

더 나아가기

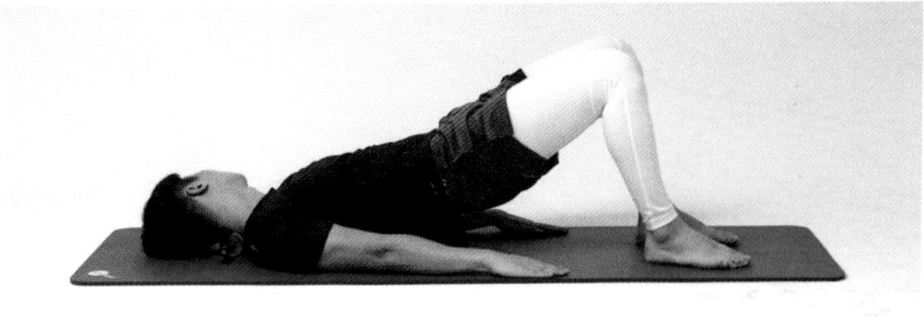

• 시원함을 더 느끼고 싶을 경우 엉덩이를 들고 무게중심을 더 실어서 마사지를 해준다.

목 스트레칭

얼마나? 15초간 2set

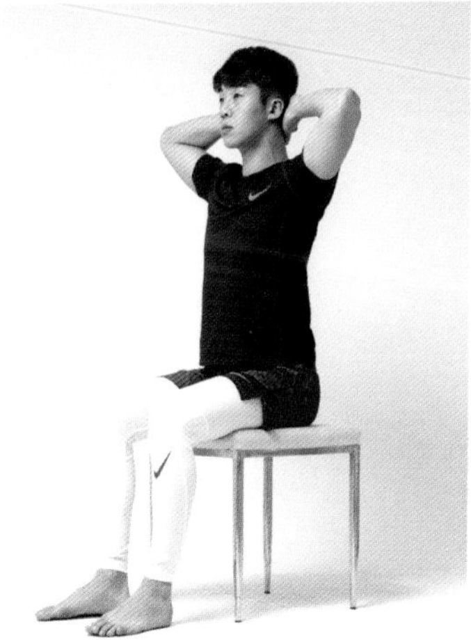

A. 머리 뒤에 손을 얹는다.

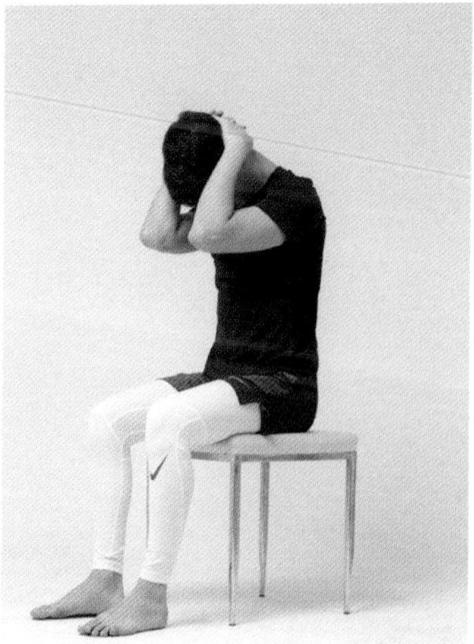

B. 호흡을 내뱉으면서 손으로 목을 꾹 누른다.
C. 15초 정도 지속하여 눌러준다.

2 어깨 마사지 & 스트레칭

어깨 마사지

얼마나? 15초간 2set

준비물 보온병 / 대체 용품 : 소주병 or 딱딱한 물통

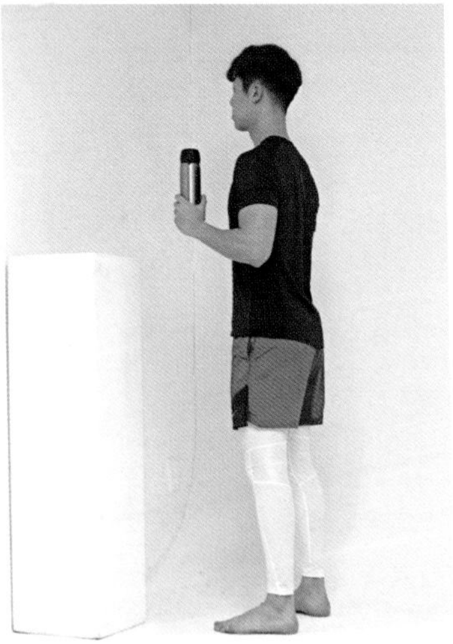

A. 벽 모서리를 찾아 보온병을 준비한다.

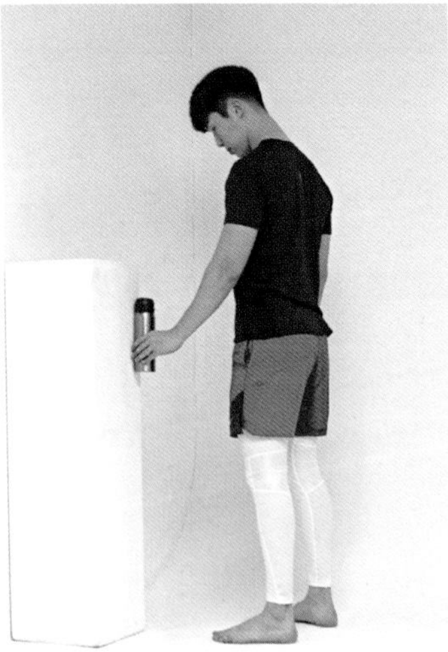

B. 골반 높이에 보온병을 댄다.

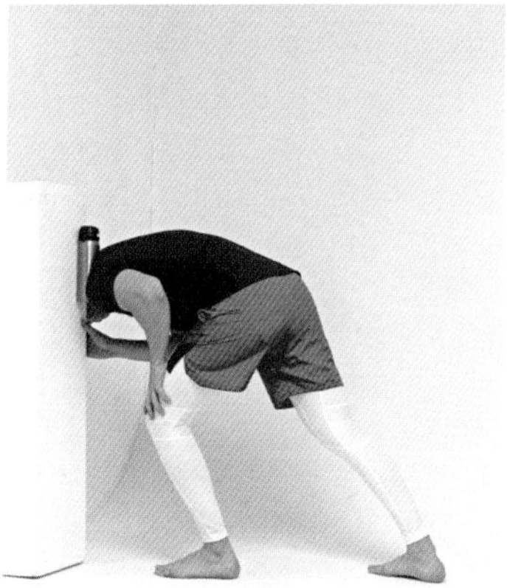

C. 사진과 같이 벽 앞에 몸을 굽힌 후 뒷발을 밀어 체중을 앞으로 싣는다.

더 나아가기

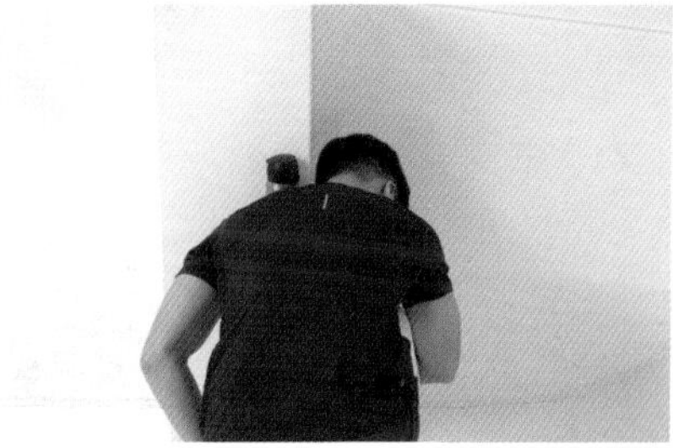

• 어깨 중간 부분에 보온병을 놓고 호흡을 내뱉으며 꾹 눌러준다.

주의사항 유리로 된 도구로 사용할 시 떨어뜨려 깨지지 않게 조심한다.

어깨 스트레칭

얼마나? 15초간 2set

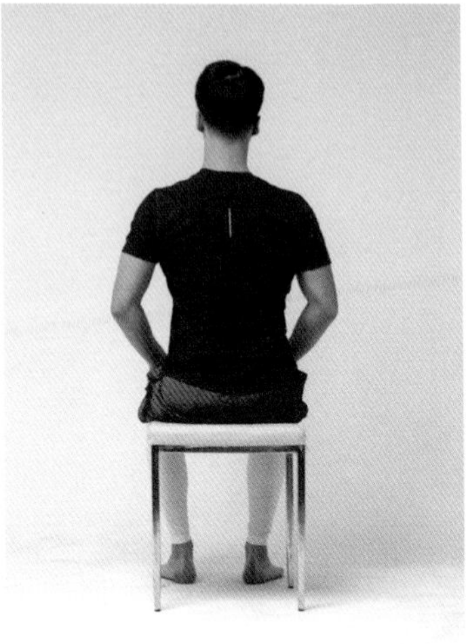

A. 의자에 앉아 허리와 가슴을 펴준다.

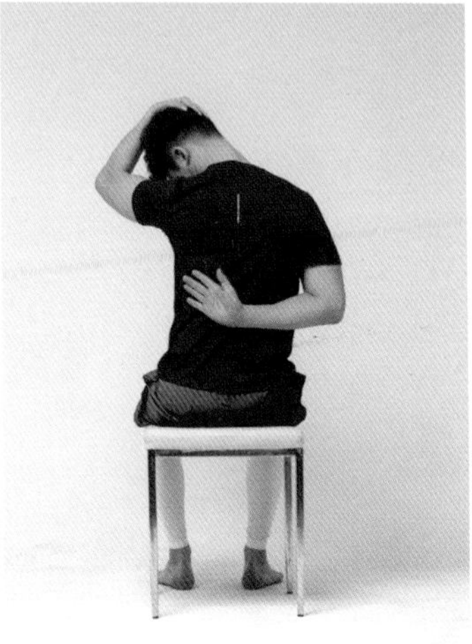

B. 뒷짐을 지고 한쪽으로 머리를 45도 돌린 후 뒤통수를 잡고 호흡을 내뱉으며 아래로 당긴다.

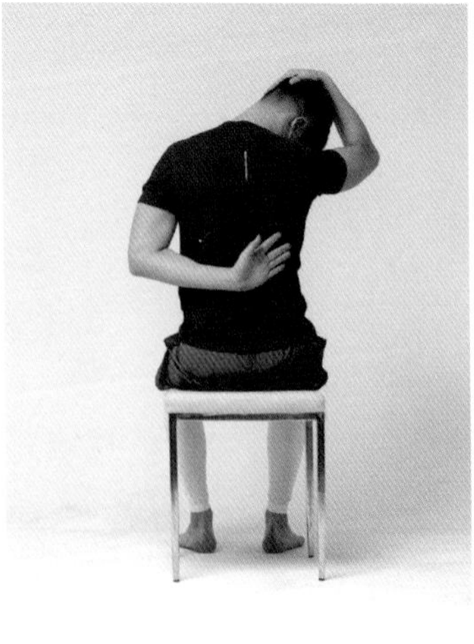

C. 반대쪽도 뒷짐을 지고 머리를 45도 돌려 뒤통수를 잡고 아래로 당긴다.

3 가슴 마사지 & 스트레칭

가슴 마사지

얼마나? 15초간 2set

준비물 소주병 / 대체 용품 : 보온병 or 유리컵

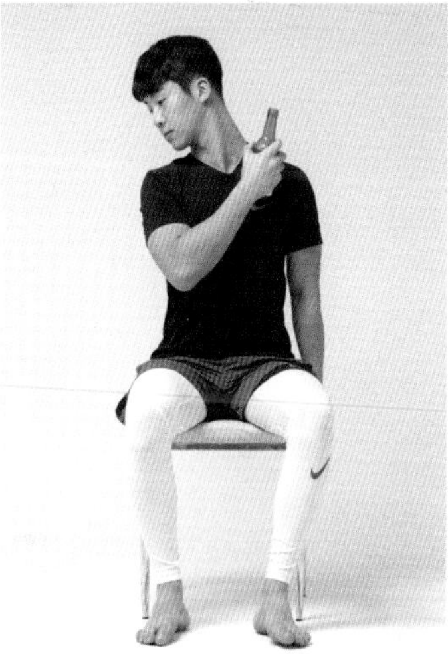

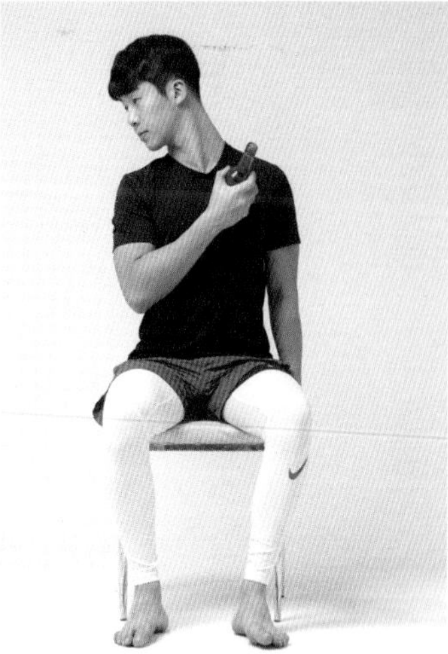

A. 시선은 반대로 하고 소주병 밑 부분을 가슴에 올린다.

B. 소주병 밑 모서리 부분으로 꾹 누른 후 몸에 힘을 빼고 아래로 쓸어내린다.

C. 반대쪽도 위와 같이 해준다.

더 자세히 알아보기

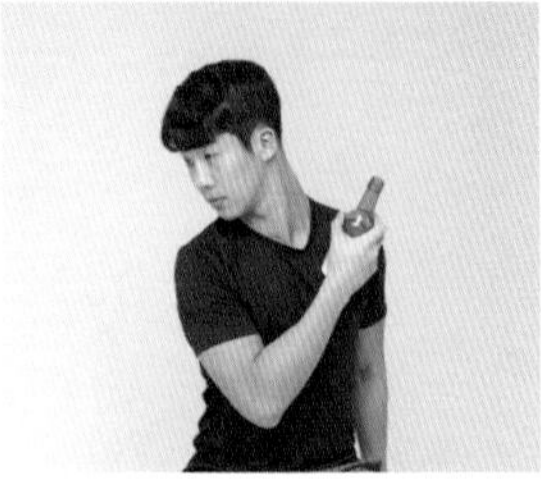

• 소주병 밑 모서리 부분으로 가슴 위부터 아래로 쓸어 내린다.

가슴 스트레칭

얼마나? 15초간 2set

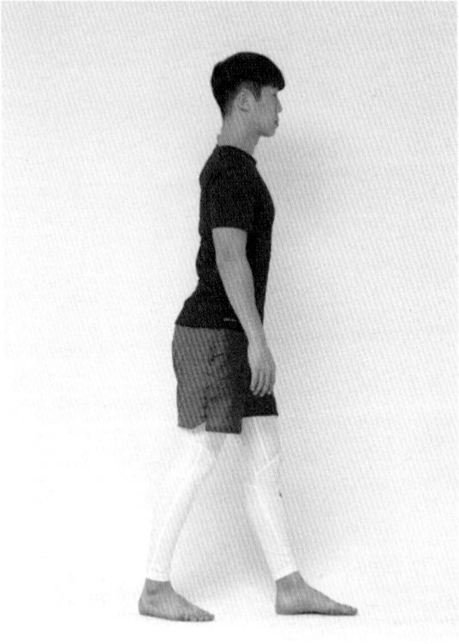

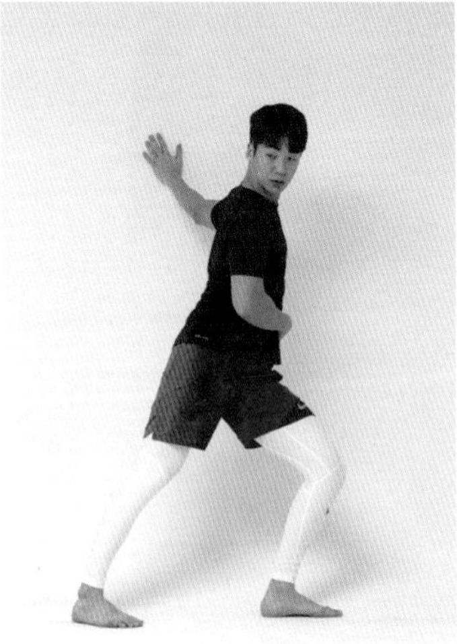

A. 벽면에 손을 얹고 한 다리는 앞으로, 한 다리는 뒤로 뻗어준다.

B. 호흡을 내뱉으며 앞쪽 무릎을 굽히면서 무게중심을 앞으로 이동시킨다.

C. 다른 쪽 손으로 몸통을 감은 뒤 바깥쪽으로 돌려주어 가슴을 스트레칭시킨다.

TIP 늘림과 동시에 시선도 바깥쪽으로 향하게 하면 더욱 잘 늘어난다.

4 허리 마사지 & 스트레칭

허리 마사지

얼마나? 15초간 2set

준비물 소주병 / 대체 용품 : 마사지 볼 or 테니스 공

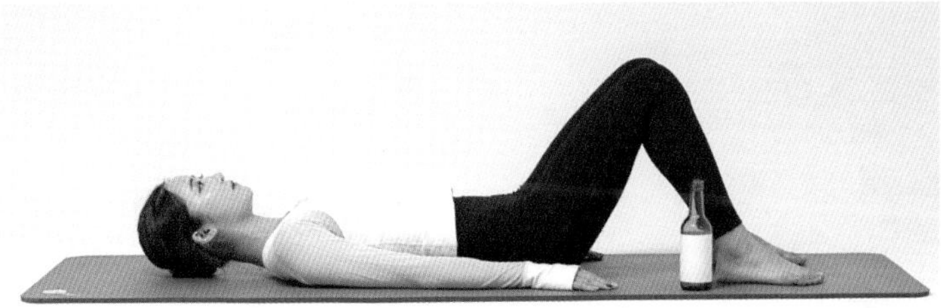

A. 소주병을 준비하여 무릎은 접고 천장을 바라보며 눕는다.

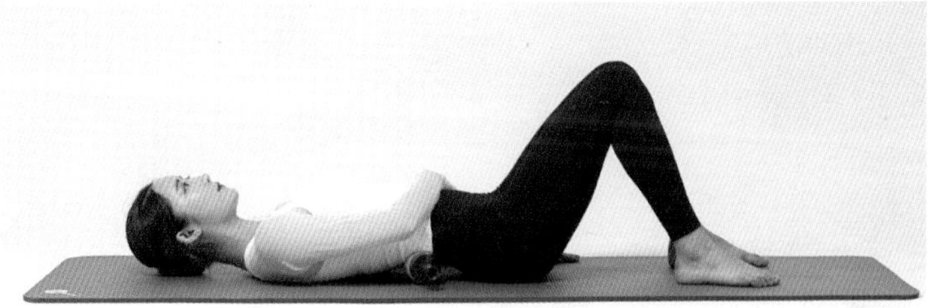

B. 소주병을 척추 옆 허리 근육에 놓는다.

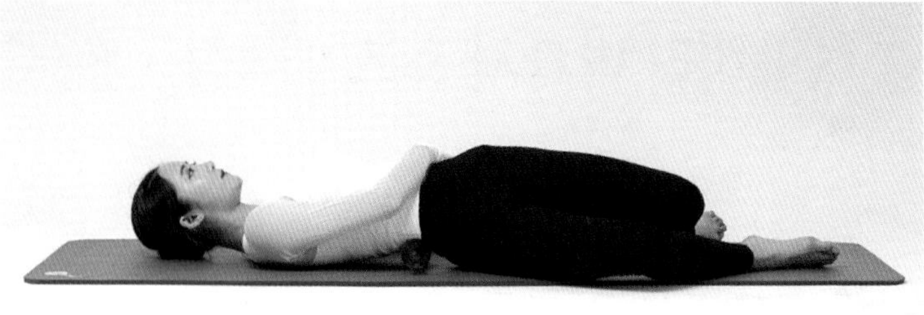

C. 호흡을 내뱉으며 소주병 놓인 쪽으로 골반을 굴려준다.

D. 반대쪽 허리도 위와 같이 해준다.

허리 스트레칭

얼마나? 15초간 2set

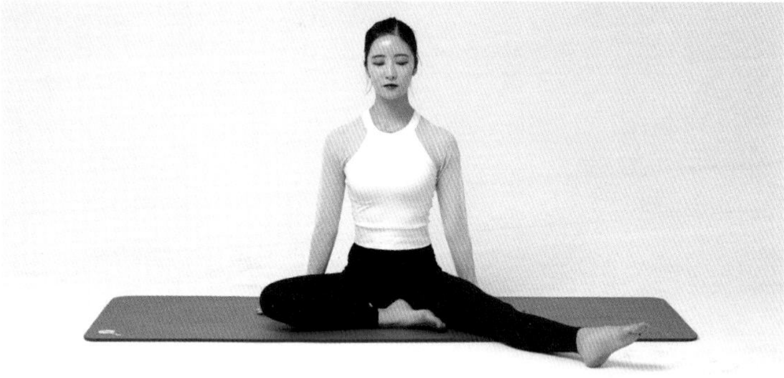

A. 바닥에 다리를 위 사진과 같이 앉아준다.

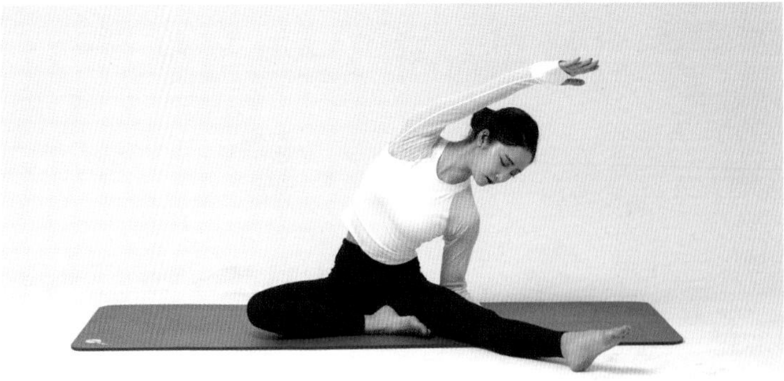

B. 오른쪽으로 골반을 살짝 돌려주고 호흡을 내뱉으며 오른팔을 쭉 뻗어준다.

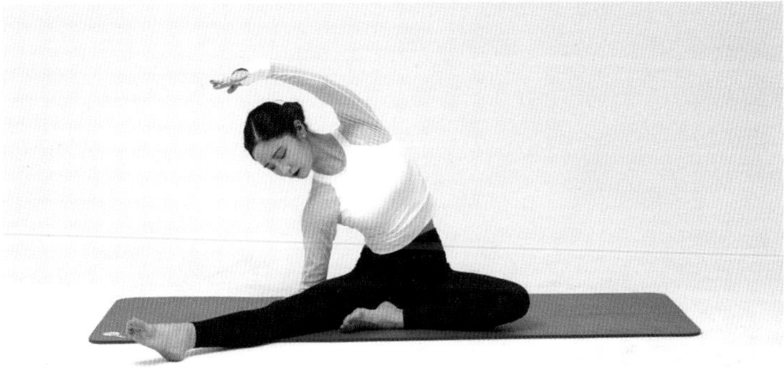

C. 왼쪽으로 골반을 살짝 돌려주고 호흡을 내뱉으며 왼쪽 팔을 쭉 뻗어준다.

5 하체 마사지 & 스트레칭

하체 마사지

얼마나? 15초간 2set

준비물 소주병 / 내체 용품 : 유리컵 or 딱딱한 원기둥 모형

① 허벅지

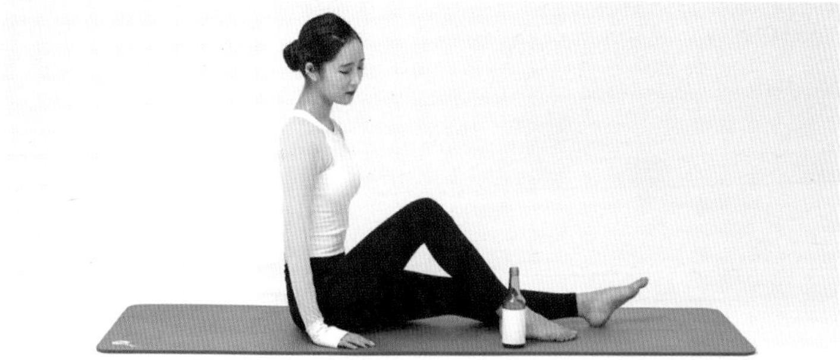

A. 소주병을 준비한 후 무릎을 세워 앉는다.

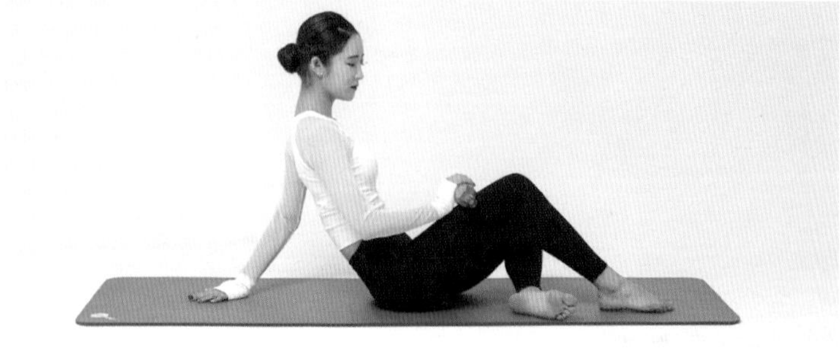

B. 풀어줄 다리의 무릎을 세워서 앉은 뒤 소주병을 허벅지에 댄다.

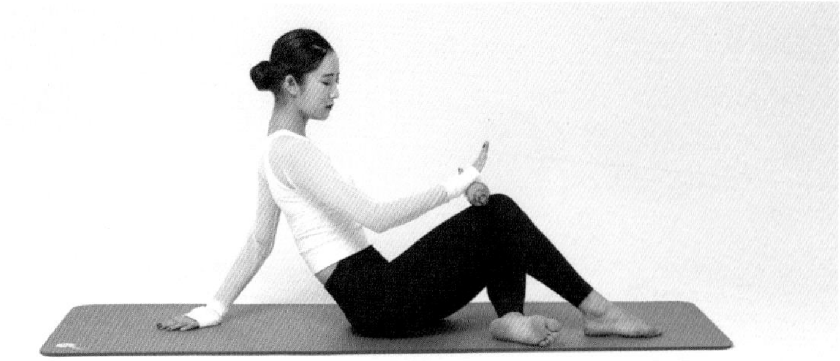

C. 호흡을 내뱉으면서 위로 굴려 마사지해 준다.

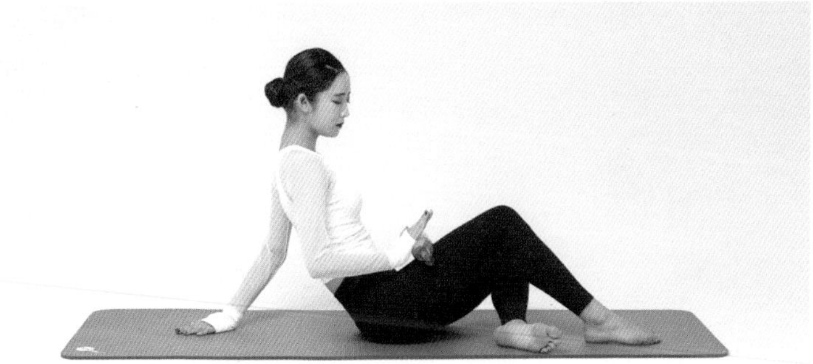

D. 호흡을 내뱉으며 아래로 굴려 마사지해 준다.

② 종아리

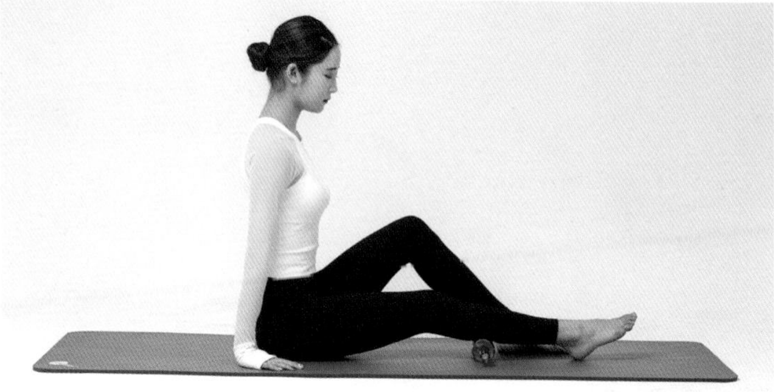

A. 다리를 뻗어서 앉은 후 소주병을 종아리 아래에 놓는다.

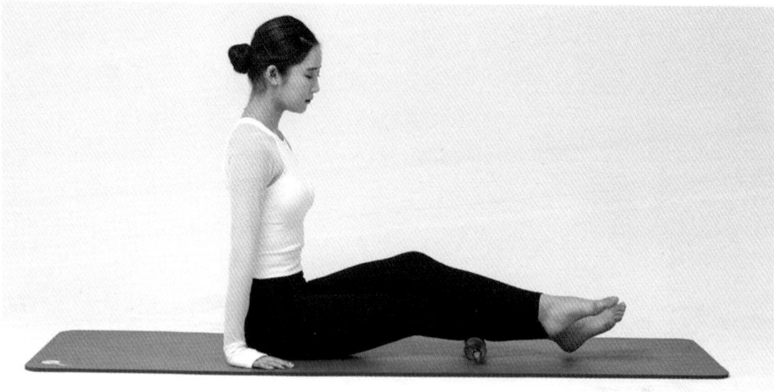

B. 반대 다리는 소주병이 놓인 다리 위에 포갠다.

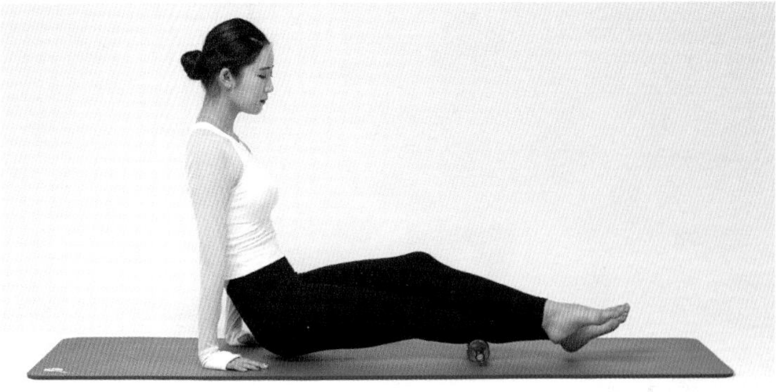

C. 엉덩이를 바닥에서 들어 종아리를 더 꾹 눌러준다.

D. 호흡을 내뱉으며 몸을 앞뒤로 움직여 종아리 여러 부위를 풀어준다.

③ 정강이 옆 근육

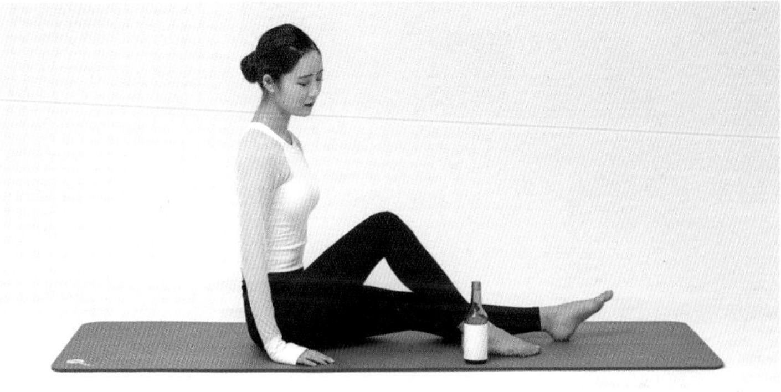

A. 풀어줄 다리의 무릎을 세우고 소주병을 준비한다.

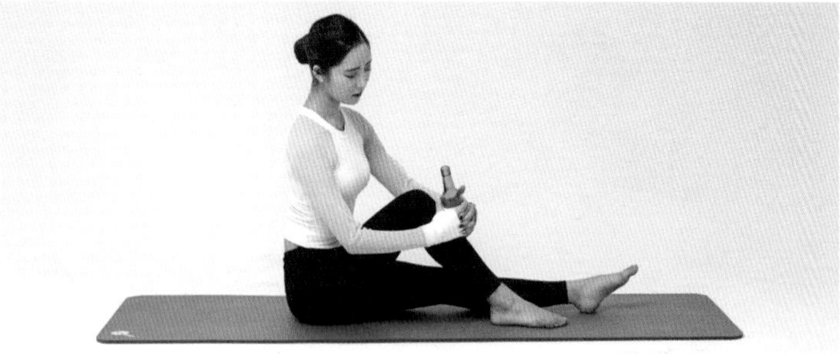

B. 소주병 밑 부분으로 정강이 옆 근육을 댄다.

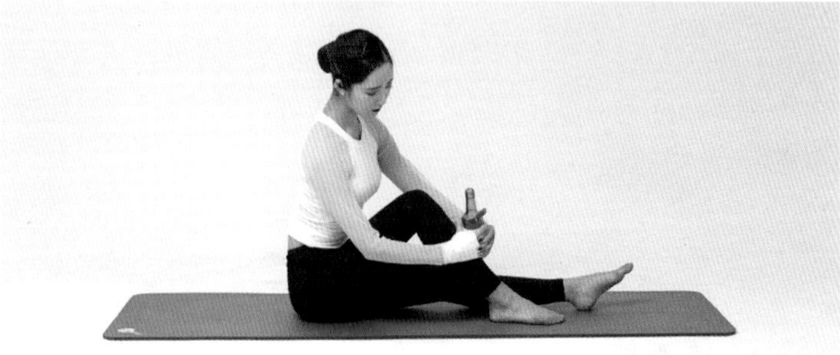

C. 소주병 밑 부분으로 꾹 누른 상태로 호흡을 내뱉으며 위에서 아래로 쓸어내린다.

더 자세히 알아보기

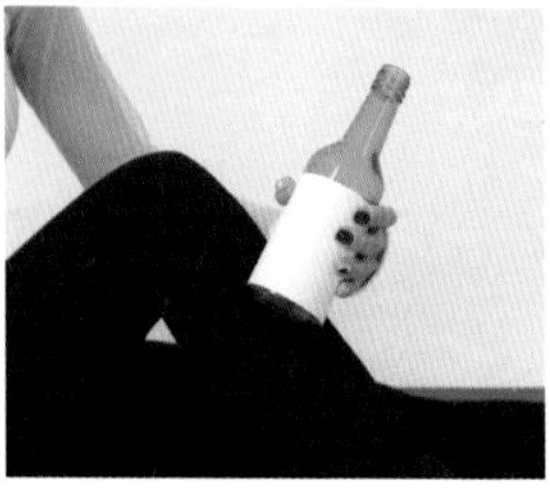

- 정강이뼈 바깥쪽으로 1cm 정도에 위치한 근육을 푼다.

하체 스트레칭

얼마나? 15초간 2set

준비물 수건 / 대체 용품 : 밴드 or 기다란 끈

① 허벅지

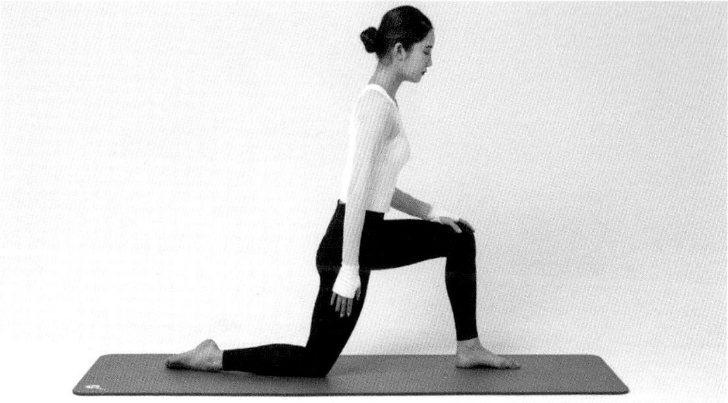

A. 사진과 같이 무릎은 지면에 대고 발은 앞으로 위치시킨다.

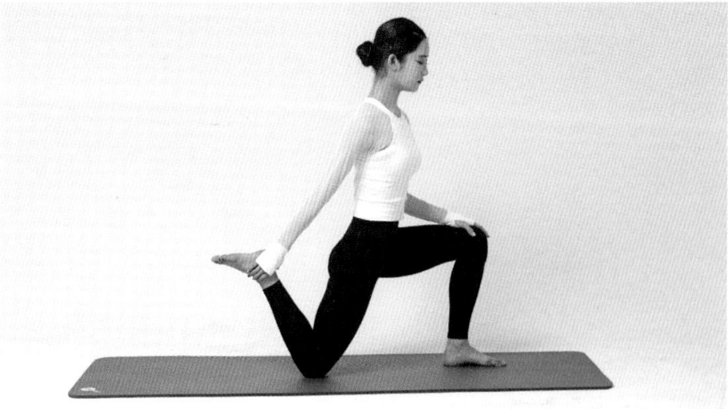

B. 오른손으로 오른쪽 발목을 잡아 스트레칭할 준비를 한다.

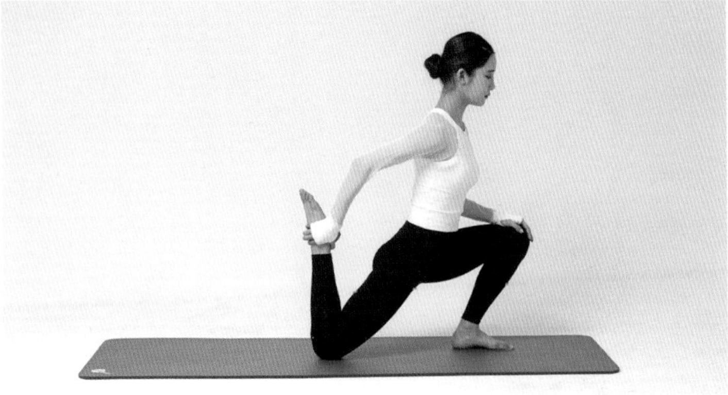

C. 호흡을 내뱉으며 왼쪽 무릎을 앞으로 찔러주듯이 무게중심을 앞으로 옮겨준다.

D. 반대 다리도 똑같이 해준다.

② 종아리

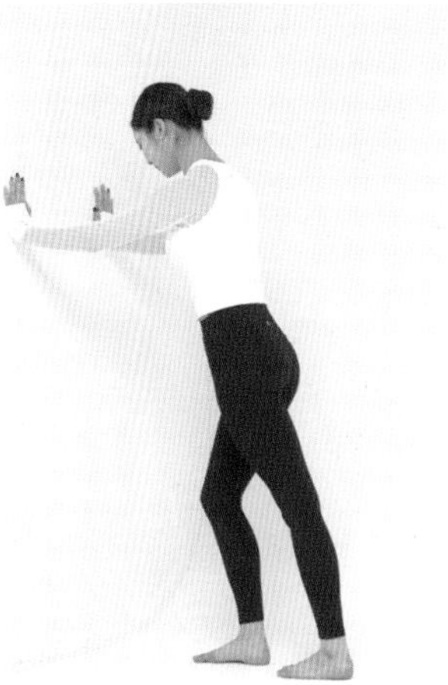

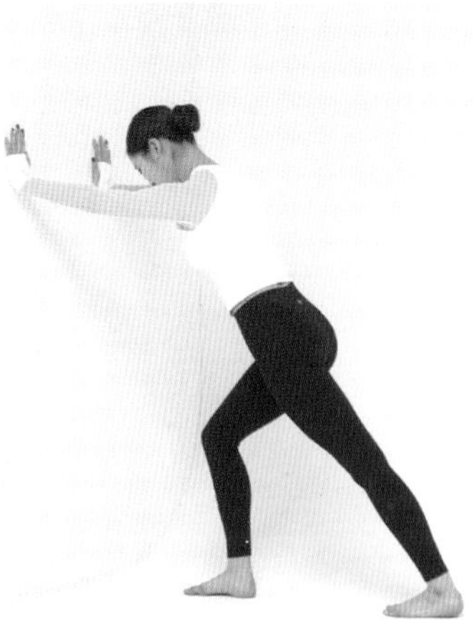

A. 두 손으로 벽을 짚고 한쪽 다리를 뒤로 뻗고 발을 '11' 자가 되도록 한다.

B. 호흡을 내뱉으며 뒤로 뻗은 다리를 쭉 펴주고 몸은 앞으로 숙여 종아리 근육을 늘려준다.

C. 반대 다리도 위와 같이 해준다.

더 나아가기

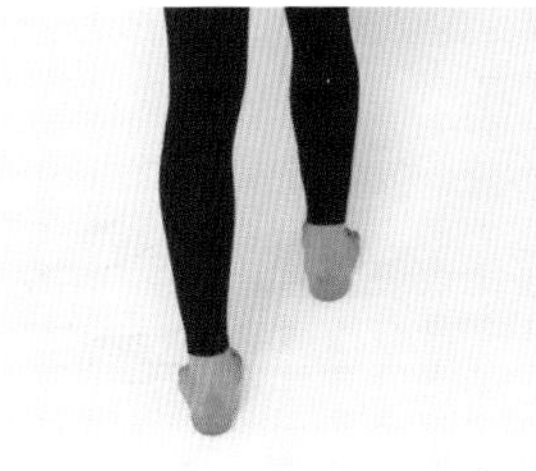

- 발바닥이 바닥에서 떨어지지 않게 하며 발을 '11' 자로 유지하는 것이 중요하다.

③ 허벅지 뒤쪽

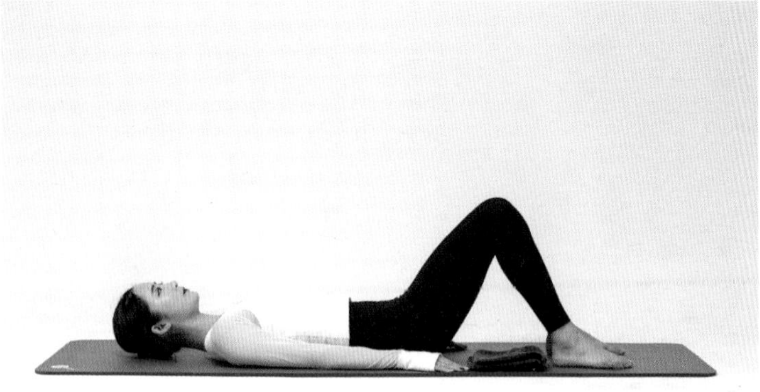

A. 천장을 바라보며 눕고 무릎을 접어준다

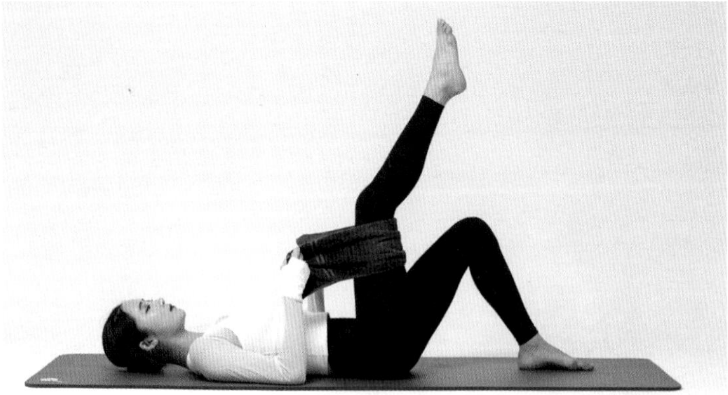

B. 한쪽 다리를 들어 허벅지 뒤에 수건을 감싸준다.

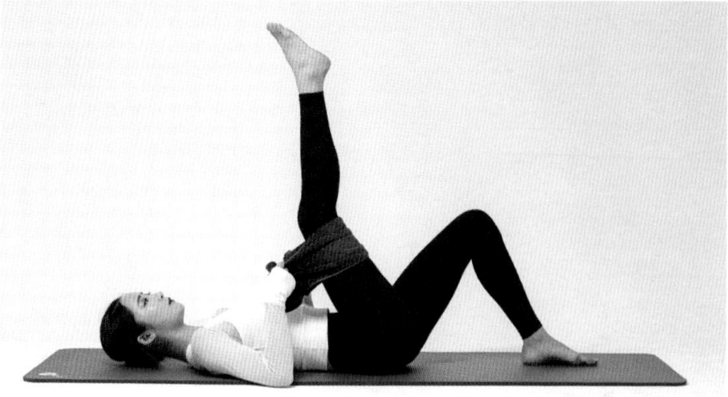

C. 호흡을 내뱉으며 수건을 몸 쪽으로 당겨준다.

D. 반대쪽 다리도 똑같이 해준다.

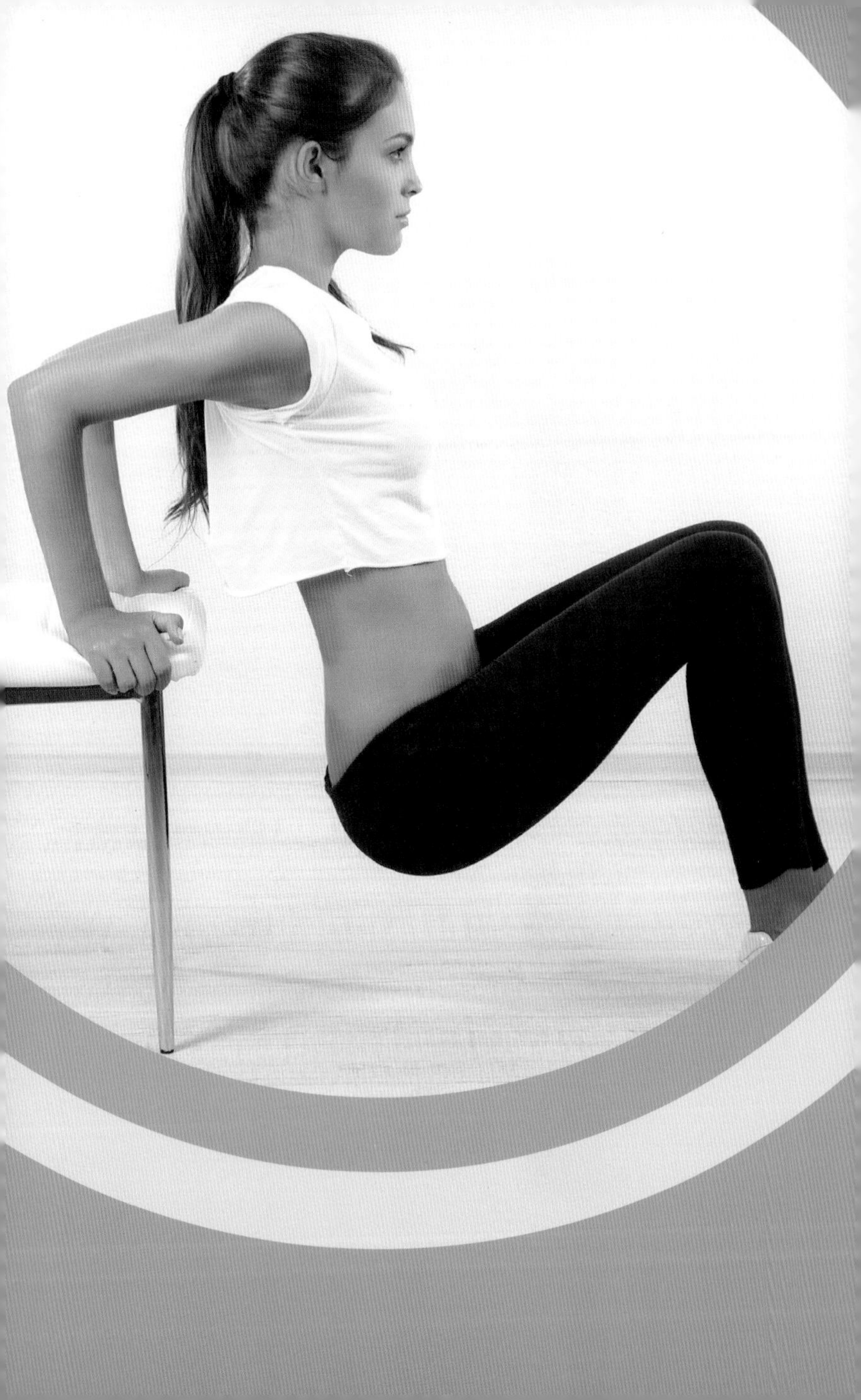

P/A/R/T 3

내 몸 맞춤 프로그램 & 운동 동작

1

짧고 굵게 체지방 불태우기

짧고 굵게 체지방 불태우기란?

이 프로그램은 운동할 시간이 부족한 사람들이 빠르고 효과적으로 운동할 수 있도록 도와주는 프로그램이다. 상, 하체 근육을 골고루 쓰게끔 구성되었으며, 유산소 운동도 포함되어 짧은 시간 내에 전신 운동을 할 수 있다. 전신을 다 쓰기 때문에 운동 전에 가벼운 스트레칭으로 뭉친 근육을 풀어주는 것을 권한다. 칼로리 소모량이 높은 운동인 만큼 올바른 운동법이 될 수 있도록 주의해서, 짧은 시간 동안 숨이 벅찰 정도로 운동을 진행해 보자.

1 짧고 굵게 체지방 불태우기

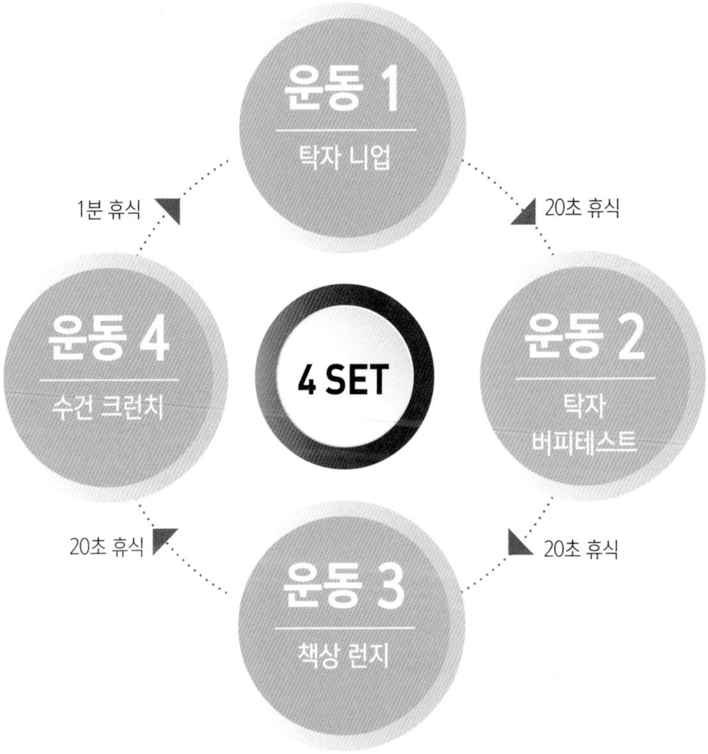

탁자 니업

준비물 탁자 / 대체 용품 : 정강이 높이 정도 되는 가구

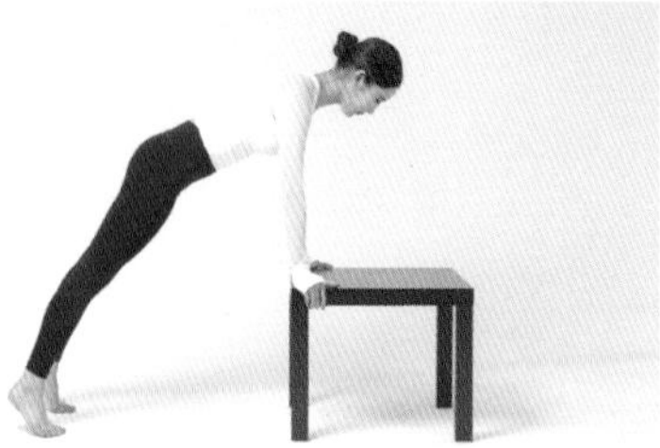

A. 탁자를 잡고 다리를 뒤로 뻗어준다.

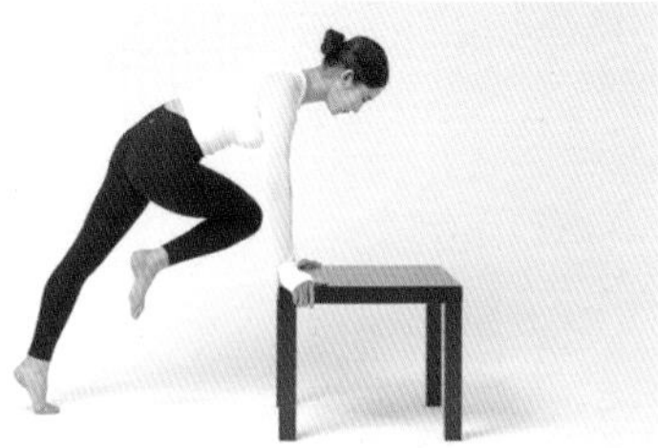

B. 호흡을 세게 내뱉으며 배에 힘을 주고 한쪽 무릎을 반대쪽 팔꿈치 쪽으로 올린다.

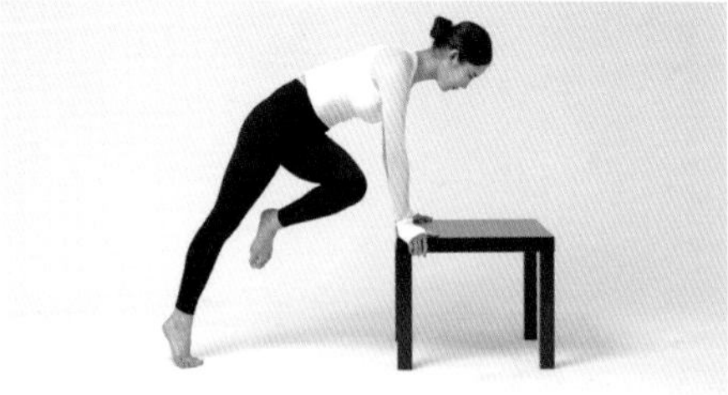

C. 호흡을 들이마시며 올린 무릎은 내리고 바로 다른 쪽 무릎을 반대 팔꿈치 쪽으로 올린다.

D. 양쪽 다리를 번갈아가며 속도감 있게 운동해 준다.

주의사항 호흡은 세게 내뱉으며 배에 긴장이 풀리지 않게 한다.

탁자 버피테스트

준비물 탁자 / 대체 용품 : 정강이 높이 정도 되는 가구

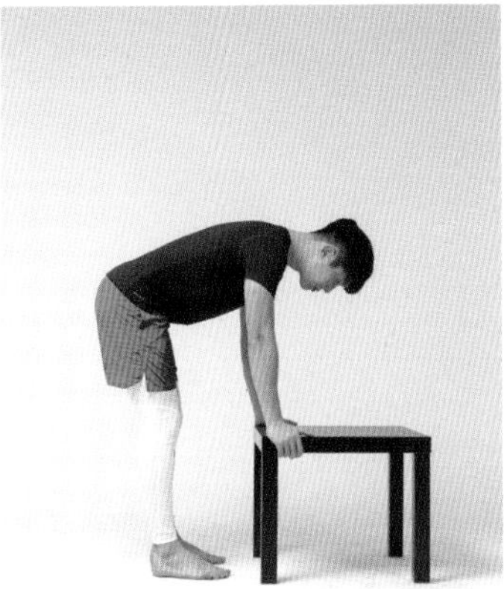

A. 탁자를 잡고 버피테스트 할 준비를 한다.

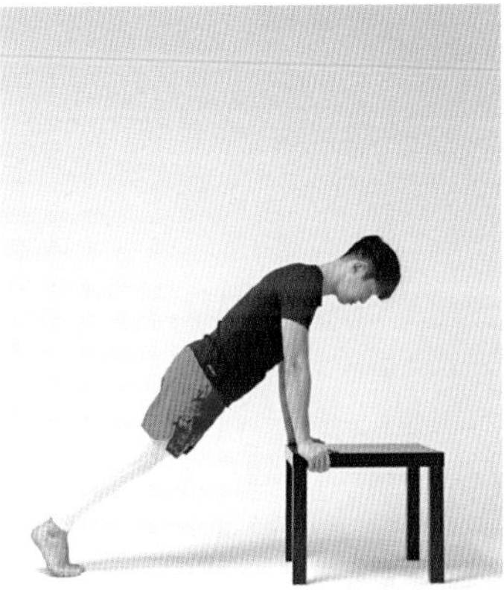

B. 호흡을 들이마시고 점프하여 두 다리를 뒤로 뻗는다.

주의사항 내려갈 때 허리가 꺾이지 않도록 조심한다.

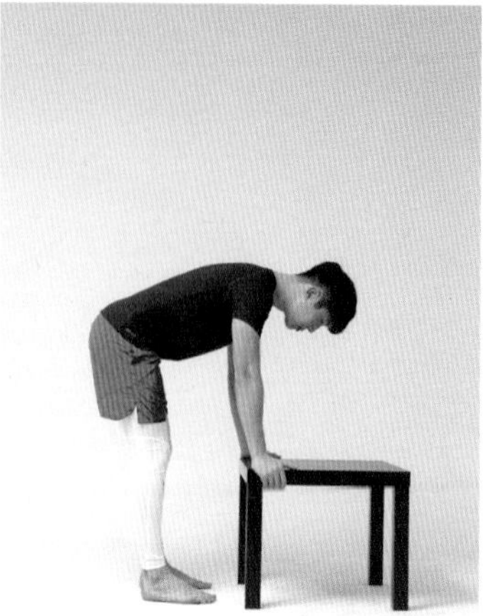

C. 다시 점프하여 두 다리를 다시 탁자 쪽으로 이동시킨다.

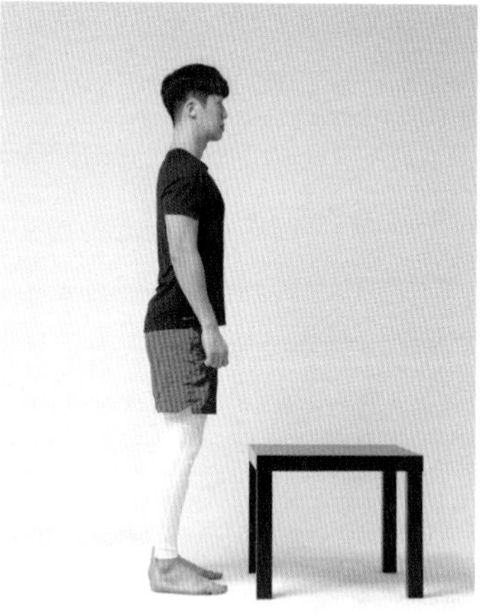

D. 호흡을 내뱉으며 다시 처음 자세로 돌아온다.

책상 런지

준비물 책상 / 대체 용품 : 벽 or 서서 지지할 수 있는 물건

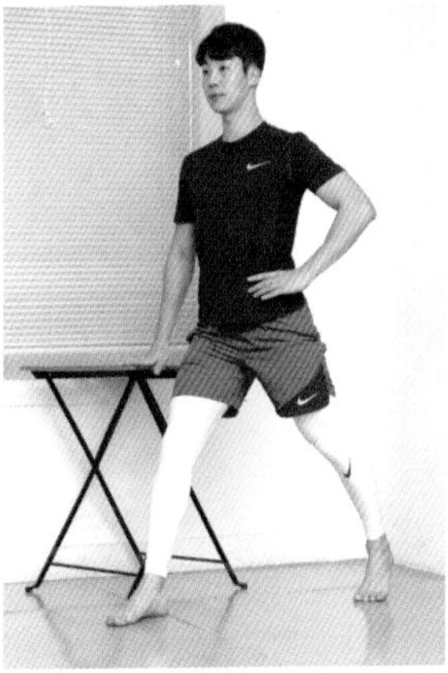

A. 발 너비는 어깨너비 정도 벌려주고 양발은 '11' 자로 하며 한쪽 다리를 뒤로 뻗는다.

B. 두 손은 책상에 대고 몸의 중심을 잡는다.

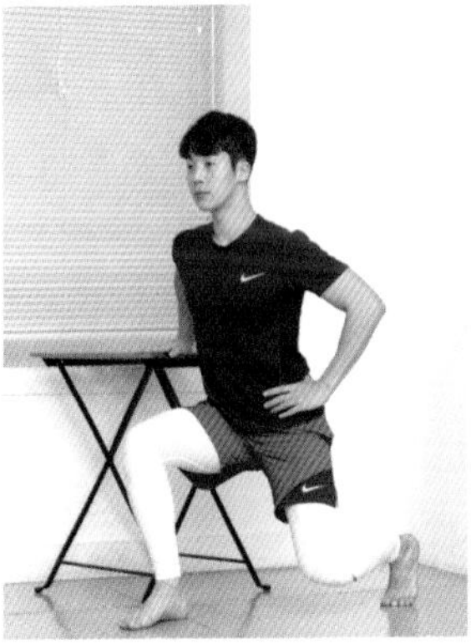

C. 호흡을 들이마시며 앞쪽 무릎이 직각이 되도록 앉는다.

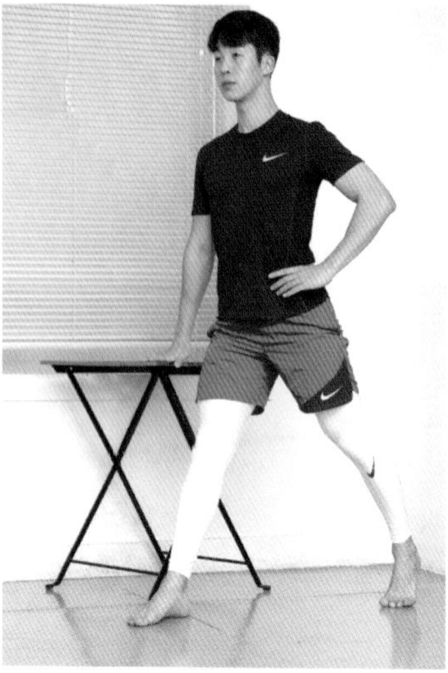

D. 호흡을 내뱉으며 앞쪽 다리 뒤꿈치에 무게중심을 실어 일어난다.

E. 한쪽 다리 운동이 끝났으면 반대 다리 운동을 해준다.

주의사항 오른쪽 발바닥의 뒤꿈치가 떨어지지 않게 바닥과 잘 접지한다.

수건 크런치

준비물 수건 / 대체 용품 : 비닐봉지

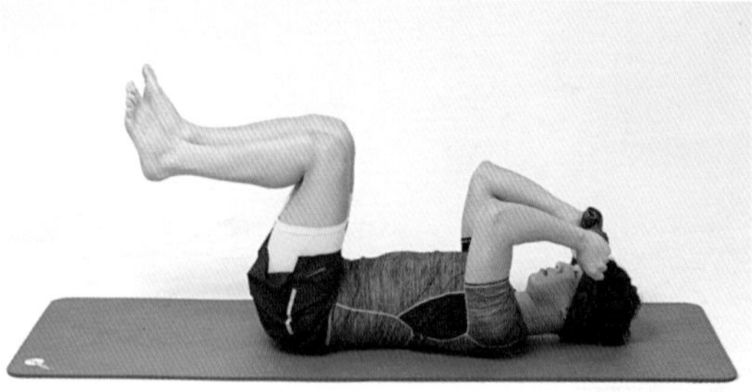

A. 수건을 길게 반으로 접어서 머리 뒤에 감고 무릎을 들고 눕는다.

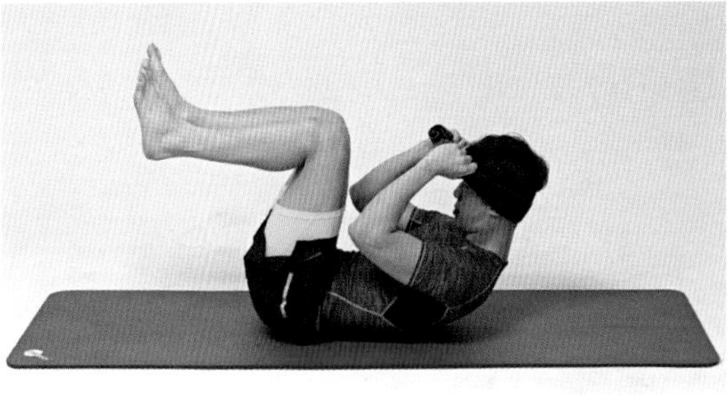

B. 호흡을 내뱉으며 복부에 힘을 주어 무릎 쪽으로 당겨 올린다.

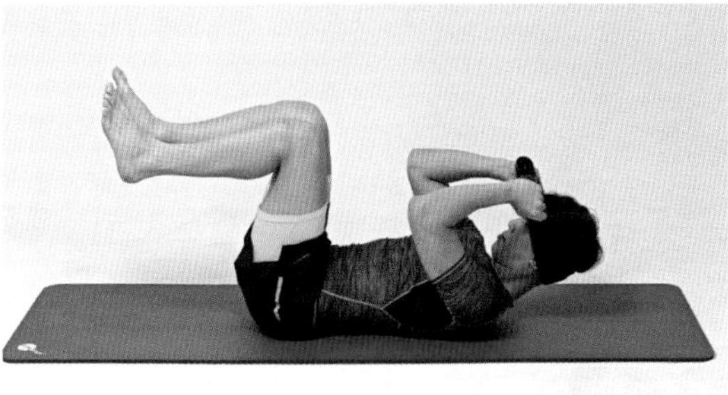

C. 호흡을 들이마시면서 지면에 닿기 전까지 내려가고 빠르게 다시 당겨 올린다.

주의사항 목을 과도하게 꺾지 않게 주의한다.

2 짧고 굵게 체지방 불태우기

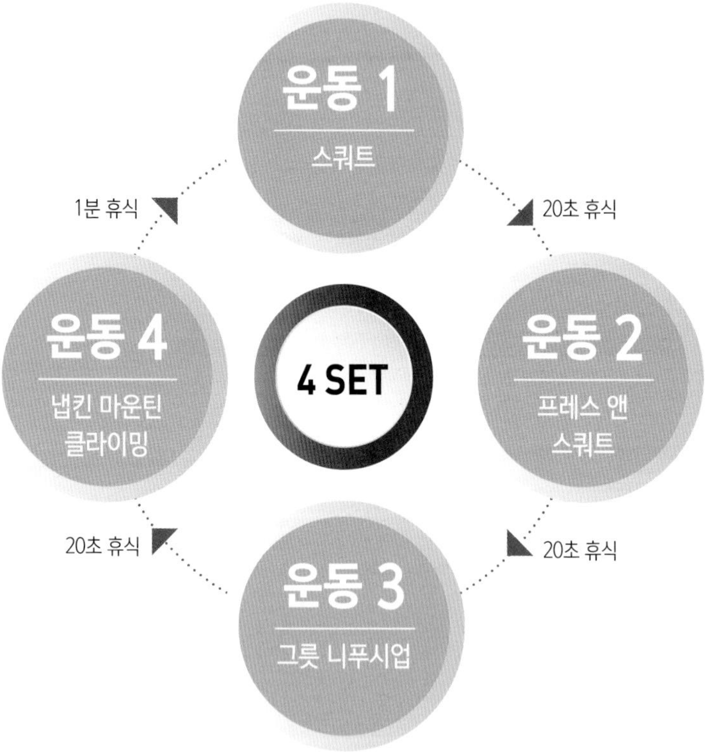

스쿼트

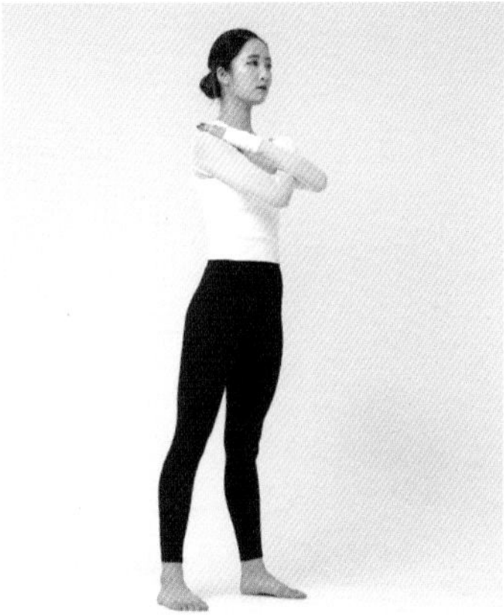

A. 발을 어깨너비 정도 벌리고 발끝은 45도 정도 벌려준다.

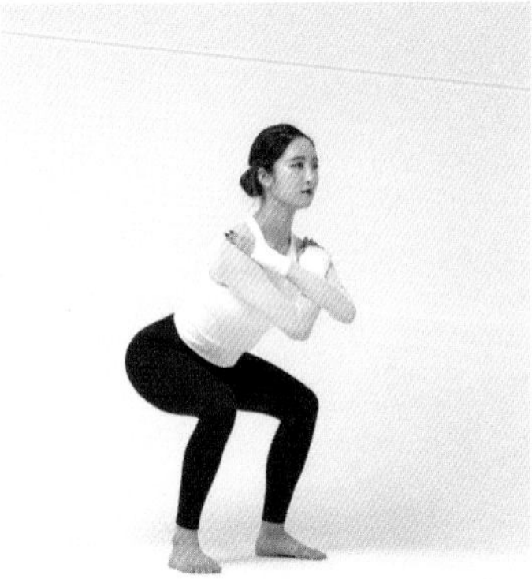

B. 호흡을 들이 마시고 엉덩이를 뒤로 빼면서 90도가량 앉아준다.

C. 무게중심은 발뒤꿈치에 두고 무릎이 모이지 않게, 허리는 과도하게 꺾이지 않게 한다.

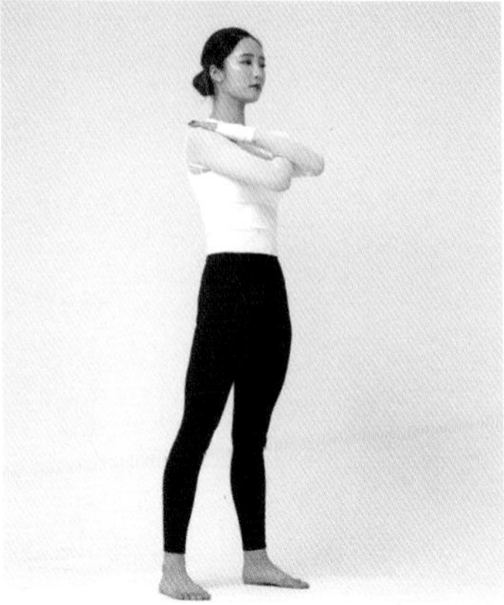

D. 호흡을 내뱉으며 발뒤꿈치에 무게중심을 싣고 지면을 지긋이 밀며 일어난다.

E. 일어날 때 골반을 앞으로 이동시킴과 동시에 괄약근에 힘을 주어 엉덩이 근육을 쥐어짜준다.

F. 하체에 힘을 풀지 말고 다시 앉아준다.

TIP 일어나서 괄약근에 힘을 준다는 생각으로 엉덩이를 쥐어짜야 엉덩이 근육을 더 많이 쓸 수 있다.

프레스 앤 스쿼트

준비물 500ml 물통 / 대체 용품 : 물이 들어 있는 텀블러

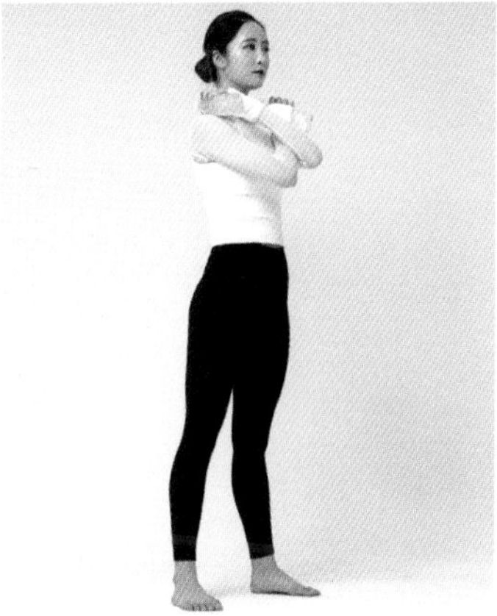

A. 발을 어깨너비 정도 벌리고 발끝은 45도 정도 벌려준다.

B. 물통은 어깨 위로 얹어준다.

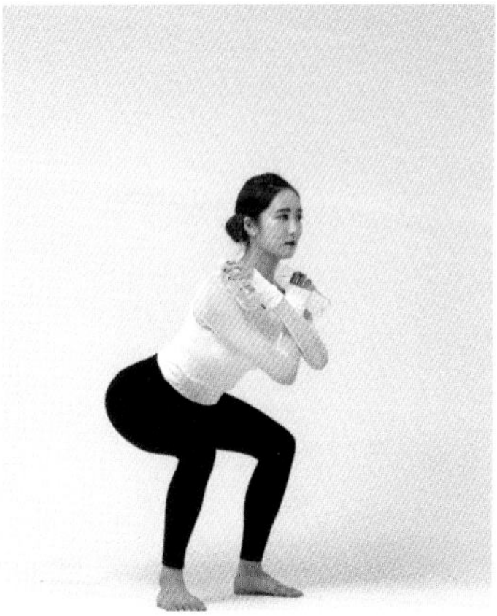

C. 호흡을 들이마시고 엉덩이를 뒤로 빼면서 90도가량 앉아준다.

D. 무게중심은 발뒤꿈치에 두고 무릎이 모이지 않게, 허리는 과도하게 꺾이지 않게 한다.

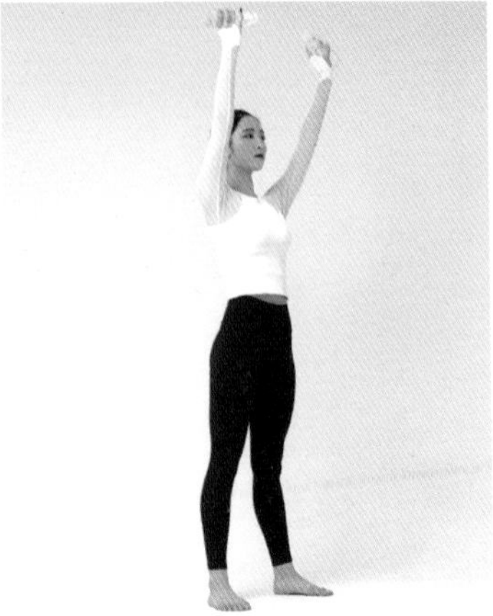

E. 호흡을 내뱉으며 발뒤꿈치에 무게중심을 싣고 지면을 지긋이 밀며 일어난다.

F. 일어나서 사진과 같이 물통을 머리 위로 든다.

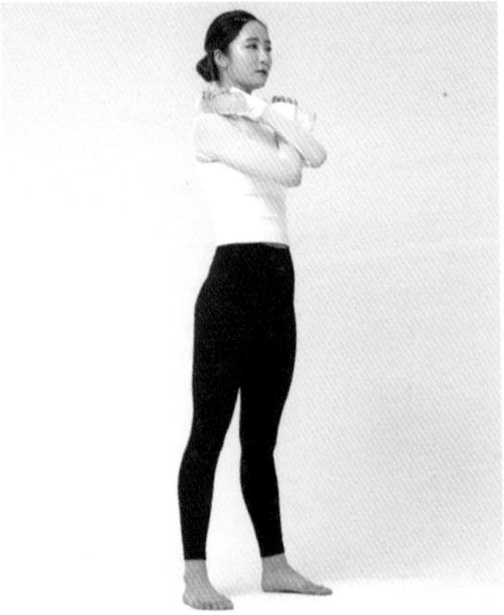

G. 물통을 어깨 위로 다시 얹은 후 반복한다.

그릇 니푸시업

준비물 그릇 and 수건 / 대체 용품 : 냄비 or 한뼘 높이의 가재도구

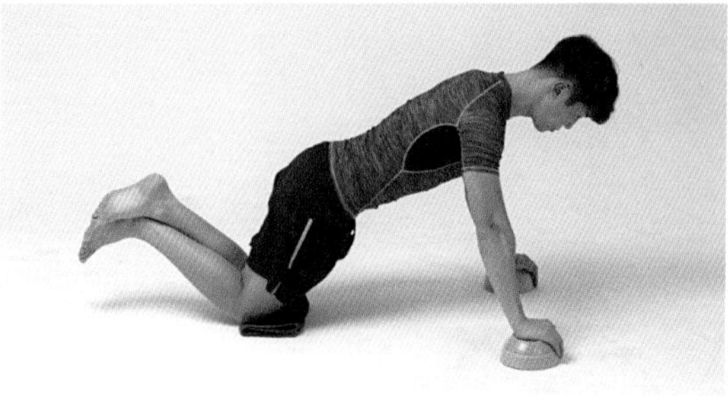

A. 무릎 쪽에 수건을 깔고 그릇을 뒤집은 뒤 팔을 어깨너비만큼 벌린다.

B. 등을 모아주고 머리와 엉덩이가 일직선이 되게 만들어 준다.

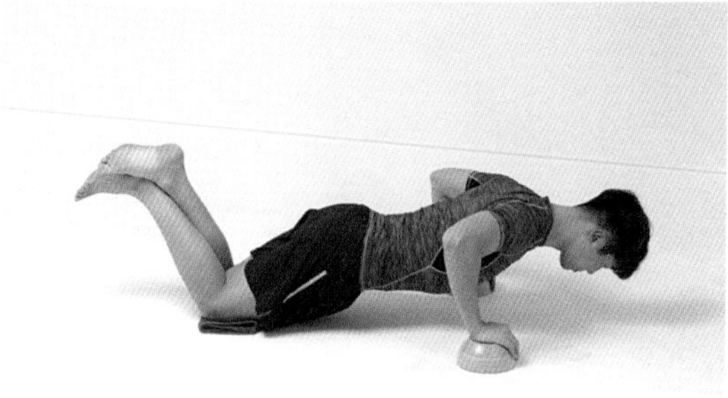

C. 호흡을 들이마시고 등을 모아준 채 내려간다.

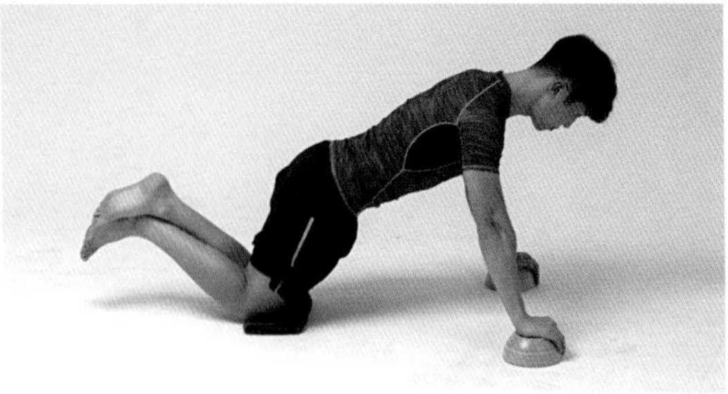

D. 호흡을 내뱉으며 팔꿈치를 펴면서 올라온다.

냅킨 마운틴 클라이밍

준비물 냅킨 / 대체 용품 : 수건

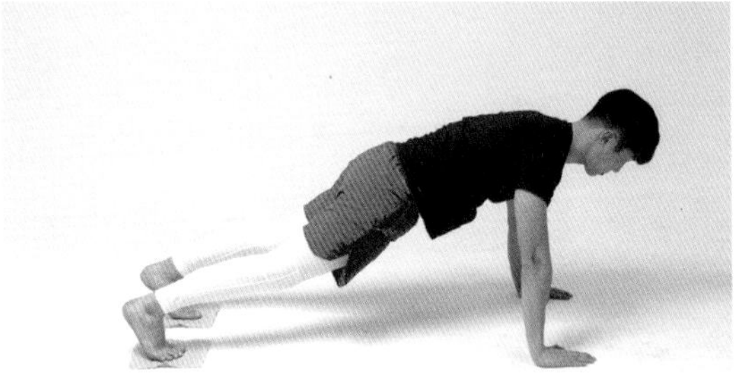

A. 휴지를 밟고 엎드려 준비 자세를 취한다.

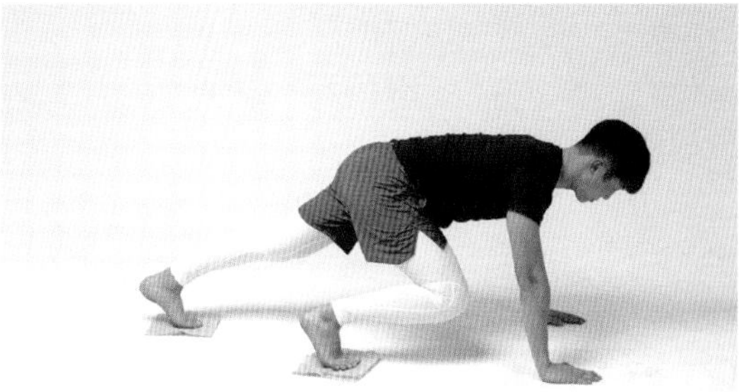

B. 호흡을 내뱉으며 한쪽 무릎을 가슴 쪽으로 올려준다.

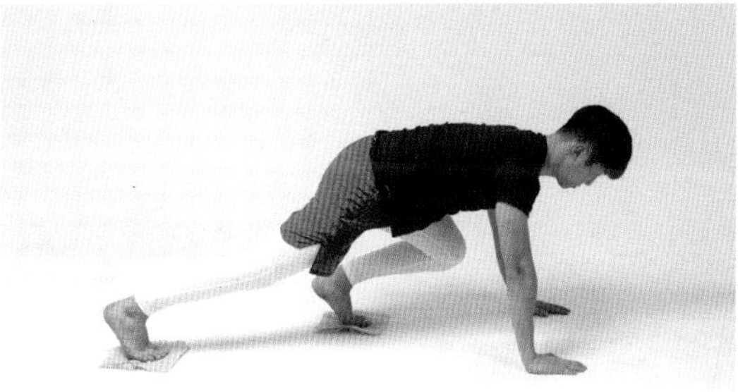

C. 한쪽 무릎을 내림과 동시에 반대쪽 무릎을 가슴 쪽으로 올려주며 빠르게 반복한다.

TIP 미끄러움을 이용해 적당한 속도로 양쪽 무릎을 번갈아 운동한다.

3 짧고 굵게 체지방 불태우기

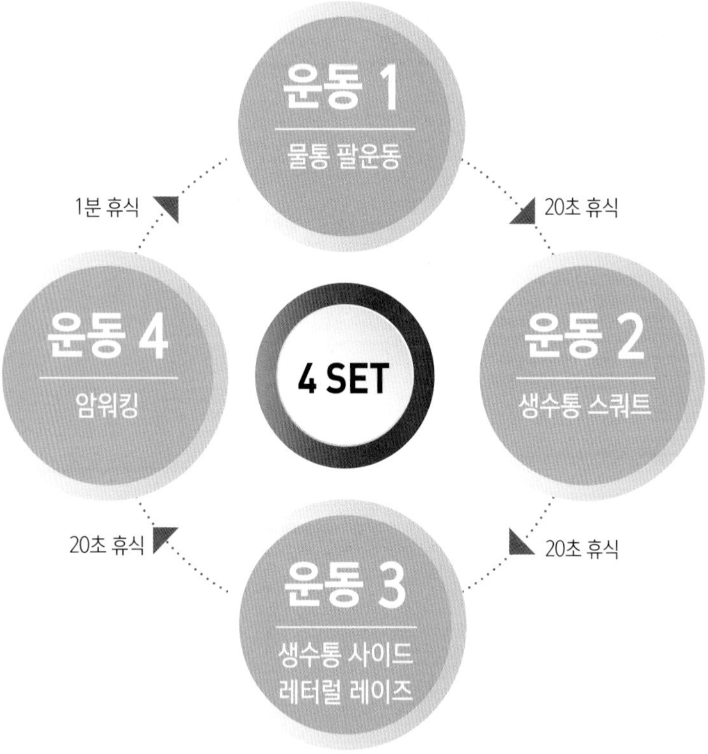

물통 팔운동

준비물 500ml 물통 / 대체 용품 : 물이 든 보온병 or 일반 물통

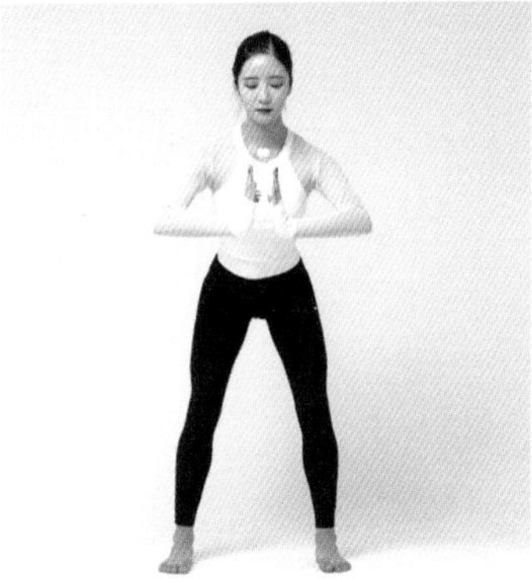

A. 500ml 물통을 두 손으로 움켜잡는다.

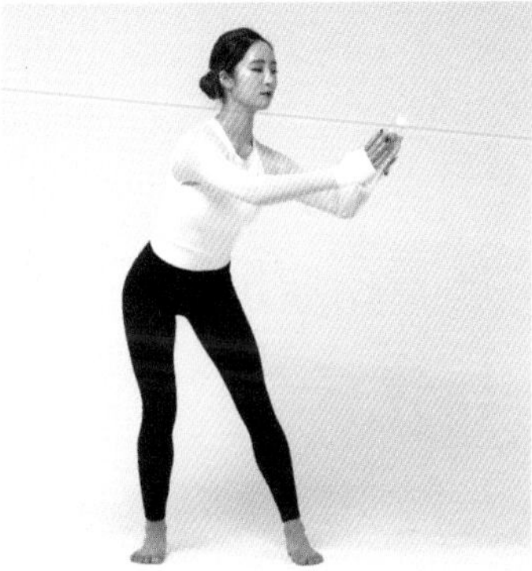

B. 손으로 물통을 꽉 누른 채 호흡을 내뱉으면서 한쪽으로 뻗어준다.

C. 이때 팔을 다 펴지 말고 뻗은 손 반대쪽 엉덩이를 빼며 하체에 힘을 준다.

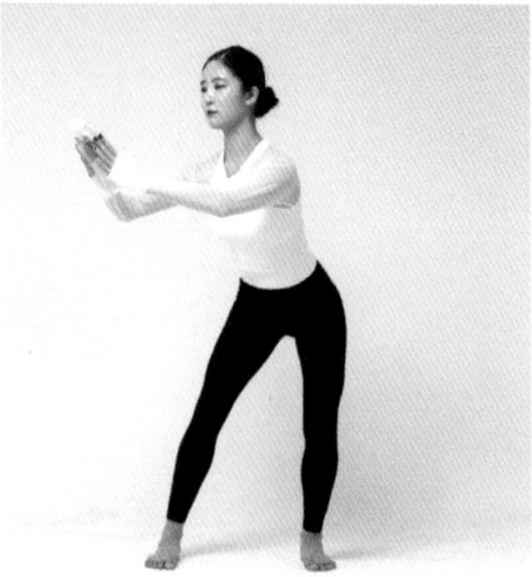

D. 손으로 물통을 꽉 누른 채 반대로 손을 뻗어주고 반대쪽 엉덩이를 빼며 하체에 힘을 준다.

E. 호흡을 내뱉으며 빠르게 진행한다.

더 자세히 알아보기

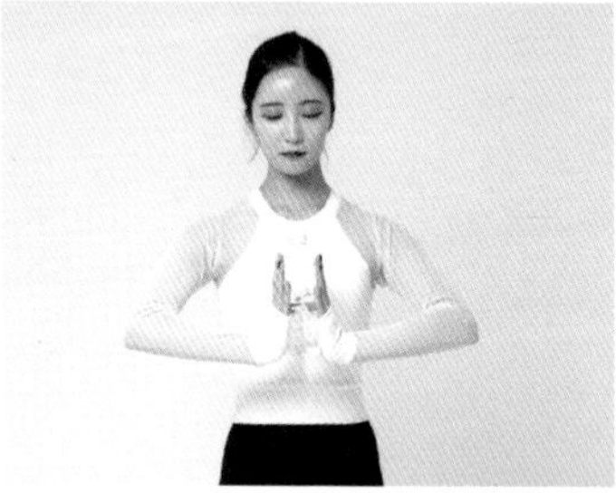

• 팔꿈치 각을 세우고 두 손바닥으로 물통을 꽉 눌러주면서 운동을 진행한다.

생수통 스쿼트

준비물 500ml 생수통 / 대체 용품 : 물이 든 보온병 or 일반 물통

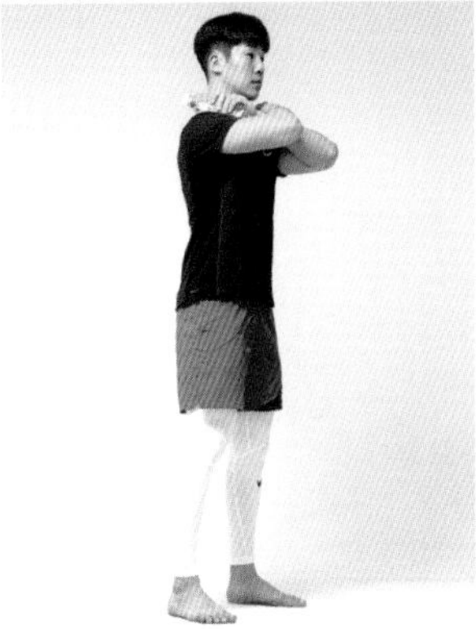

A. 발을 어깨너비 정도 벌리고 발끝은 45도 정도 벌려준 다음 생수통을 어깨 위에 얹어준다.

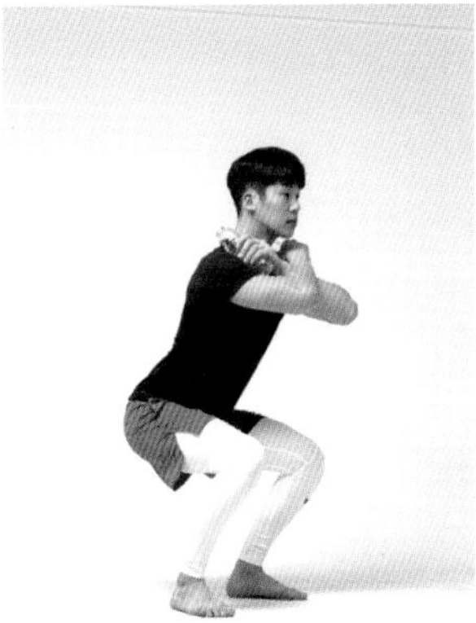

B. 호흡을 들이마시고 엉덩이를 뒤로 빼면서 90도가량 앉아준다.

C. 무게중심은 발뒤꿈치에 두고 무릎이 모이지 않게, 허리는 과도하게 꺾이지 않게 한다.

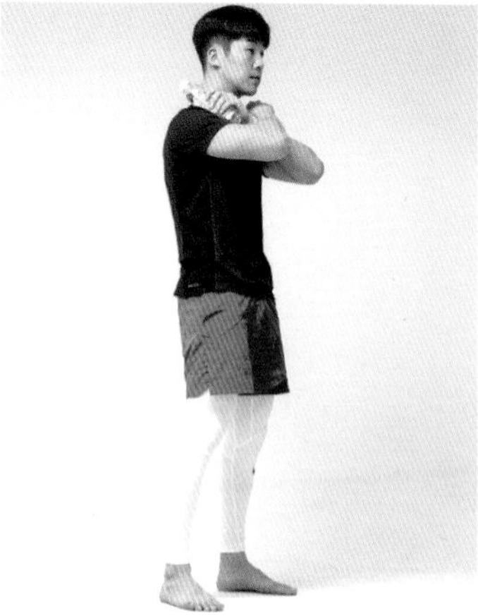

D. 호흡을 내뱉으며 발뒤꿈치에 무게중심을 싣고 지면을 지긋이 밀며 일어난다.

E. 일어날 때 골반을 앞으로 이동시킴과 동시에 괄약근에 힘을 주어 엉덩이 근육을 쥐어짜준다.

F. 하체에 힘을 풀지 말고 다시 앉아준다.

TIP 일어나서 괄약근에 힘을 준다는 생각으로 엉덩이를 쥐어짜야 엉덩이 근육을 더 많이 쓸 수 있다.

생수통 사이드 레터럴 레이즈

준비물 500ml 생수통 / 대체 용품 : 물이 든 보온병 or 일반 물통

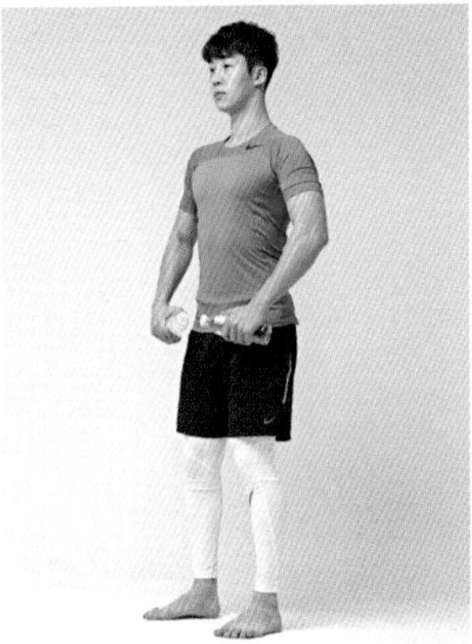

A. 생수통을 들어 팔꿈치를 약간 구부려주고 시선은 정면을 바라봐 준다.

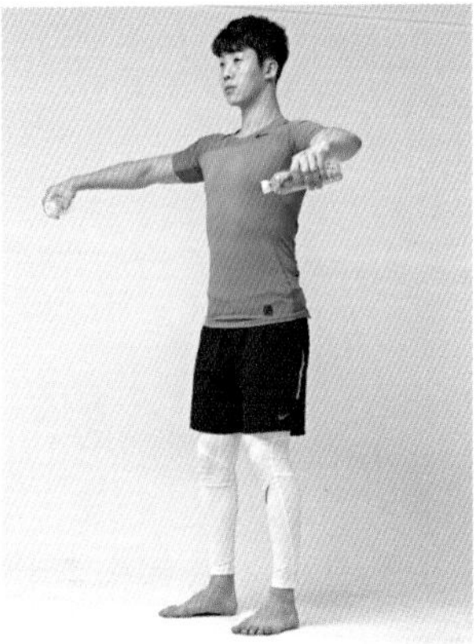

B. 호흡을 내뱉으며 팔꿈치를 들어올린다.

C. 어깨가 올라가지 않게 주의하고 올렸을 때 손의 높이가 팔꿈치 위로 올라가지 않게 한다.

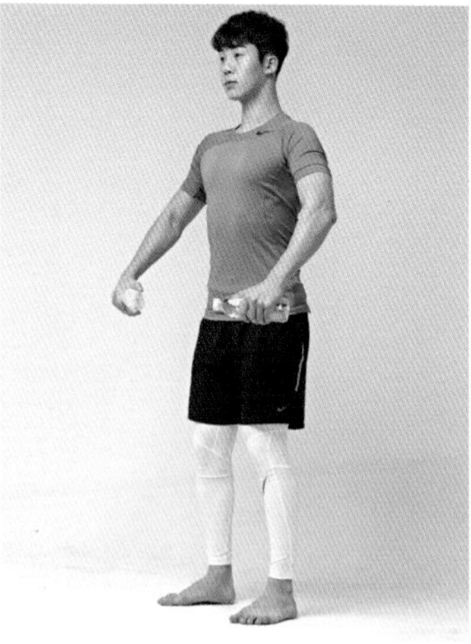

D. 호흡을 들이마시며 무게를 버텨주면서 천천히 내린다.

E. 손을 다 내리지 말고 힘이 풀리기 전에 다시 올리며 반복한다.

TIP 그립을 꽉 쥠으로써 어깨에 힘이 풀리지 않게 한다.

주의사항 올렸을 때 승모근 개입이 많이 된다면 올리는 범위를 줄여 승모근 개입이 안 되는 지점을 찾는다.

암워킹

준비물 500ml 생수통 / 대체 용품 : 물이 든 보온병 or 일반 물통

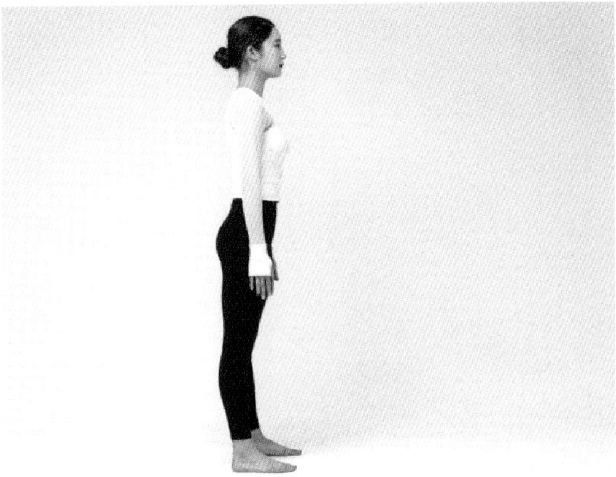

A. 발을 어깨너비로 벌리고 시선은 정면을 바라본다.

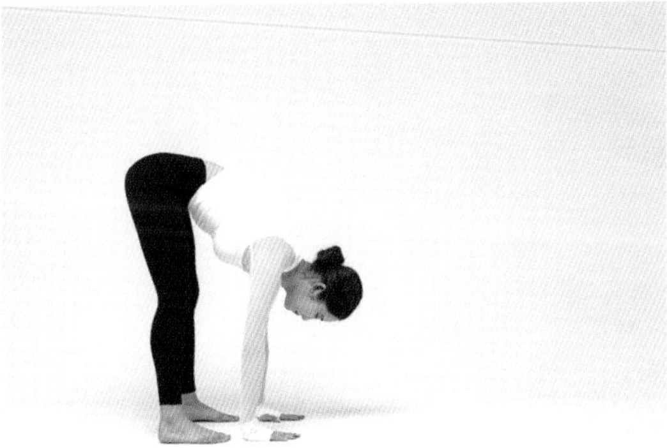

B. 호흡을 들이마시고 자신의 발 앞을 손바닥으로 짚는다.

TIP 숙였을 때 뒷다리가 당길 경우 살짝 무릎을 굽혀준다.

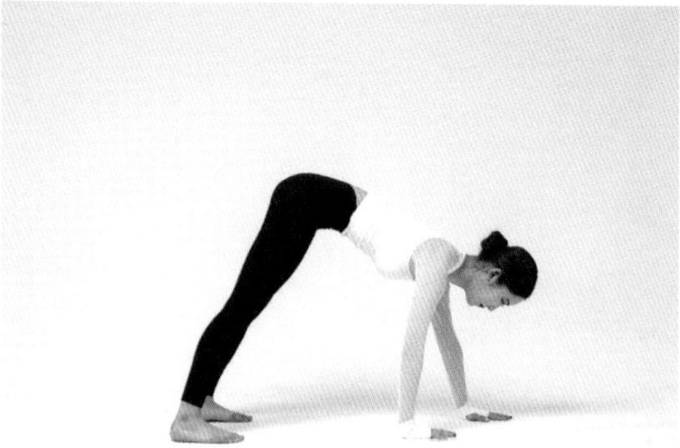

C. 호흡을 내뱉으면서 손바닥으로 짚어 앞쪽으로 나아간다.

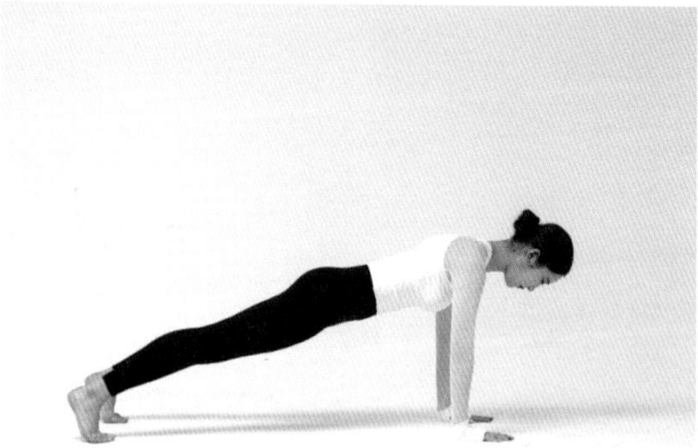

D. 허리가 꺾이지 않을 때까지 이동한다.

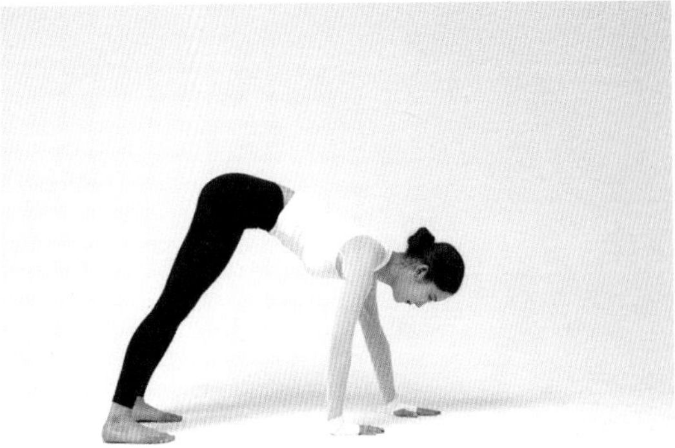

E. 숨을 들이마시고 손바닥으로 지면을 천천히 짚으면서 돌아온다.

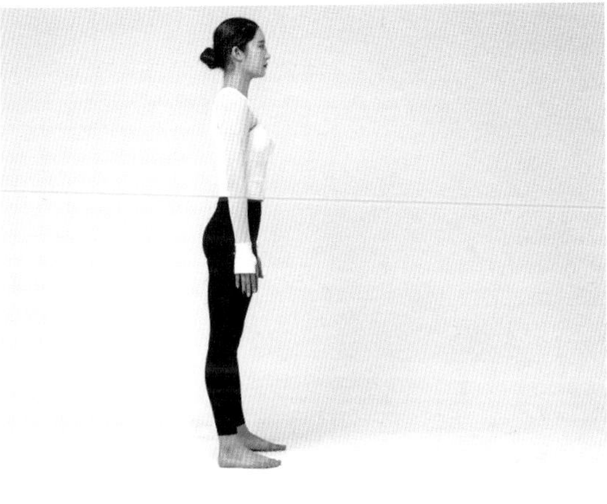

F. 호흡을 내뱉으면서 일어나고 다시 운동을 진행해 준다.

주의사항 손바닥으로 바닥을 세게 짚으면 손목이 아플 수 있으니 지면을 부드럽게 짚는다.

2

숨 막히는 뒤태 만들기

숨 막히는 뒤태 만들기란?

이 프로그램은 등과 하체를 단련시키는 프로그램으로서 뒤태를 예쁘게 만드는 과정의 운동이다. 평소 등 뒷살과 두툼한 하체로 스트레스를 받았다면 이 프로그램으로 매끈한 등 라인과 하체를 가꿔 보길 바란다. 각 운동은 총 3set씩 구성되어 있고 운동별로 쉬는 시간도 안내하고 있어 누구나 보고 쉽게 따라 할 수 있다.

1 숨 막히는 뒤태 만들기

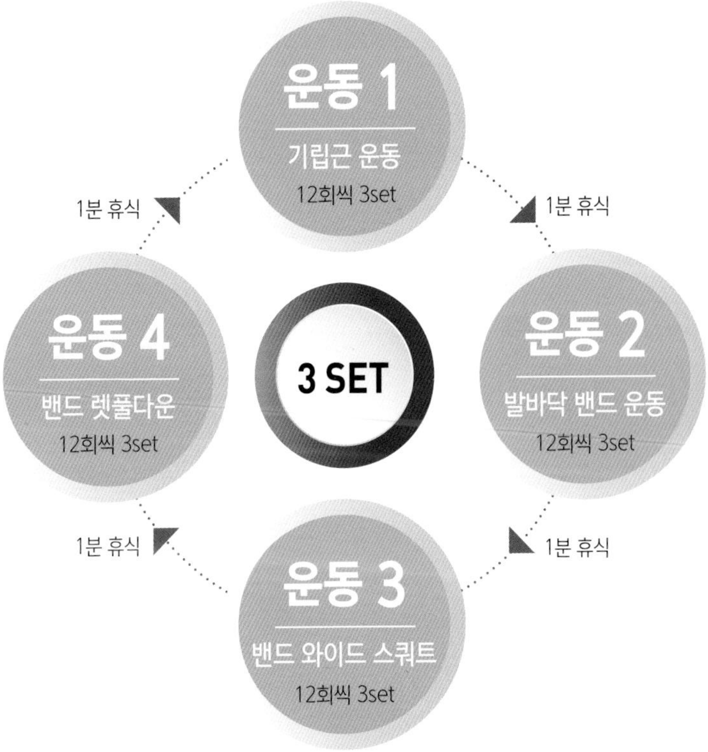
운동 1
기립근 운동
12회씩 3set
1분 휴식
운동 2
발바닥 밴드 운동
12회씩 3set
1분 휴식
운동 3
밴드 와이드 스쿼트
12회씩 3set
1분 휴식
운동 4
밴드 렛풀다운
12회씩 3set
1분 휴식
3 SET

기립근 운동

얼마나? 12회씩 3set / 세트 간 휴식은? 30초

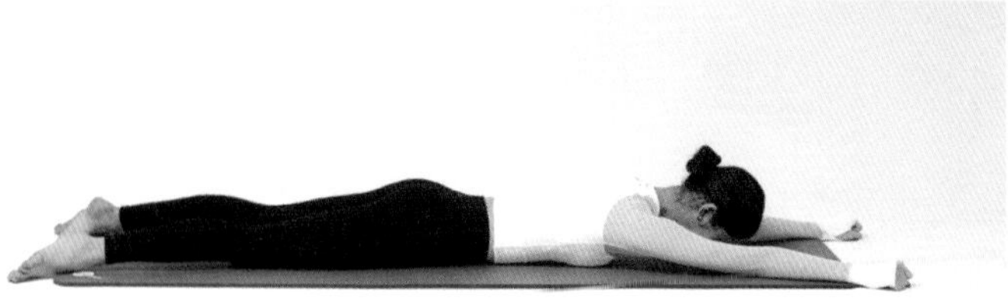

A. 시선은 바닥을 향하고 팔을 'Y' 자로 쭉 펴고 엎드린다.

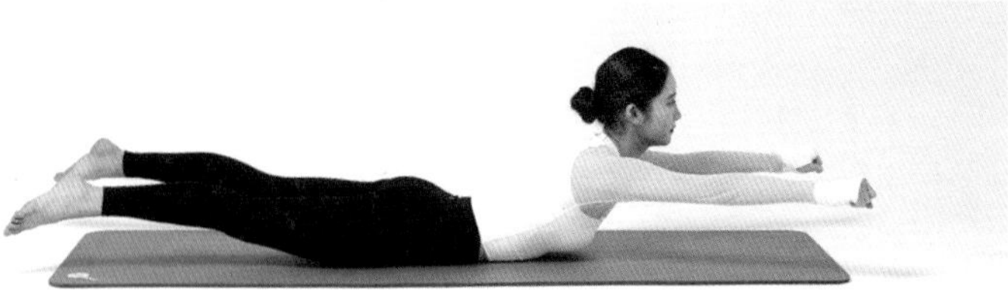

B. 호흡을 내뱉으면서 팔을 'Y' 자로 쭉 편 상태로 상체를 들어준다.

C. 그런 상태로 1초 정도 머물러 운동효과를 극대화한다.

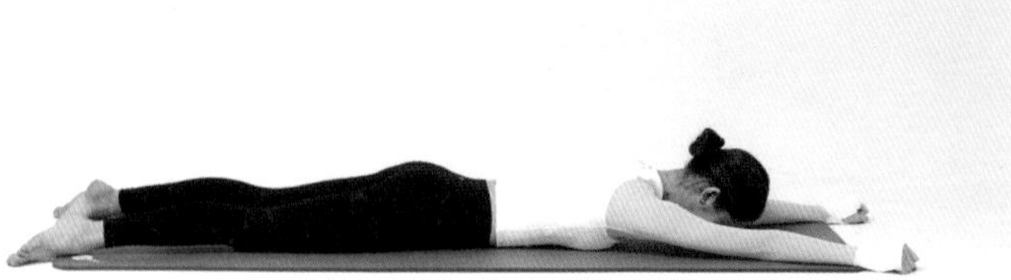

D. 호흡을 들이마시며 상체를 천천히 내리고 가슴과 팔이 모두 지면에 닿도록 한다.

E. 위와 똑같이 계속 반복한다.

발바닥 밴드 운동

얼마나? 12회씩 3set / 세트 간 휴식은? 30초

준비물 세라 밴드

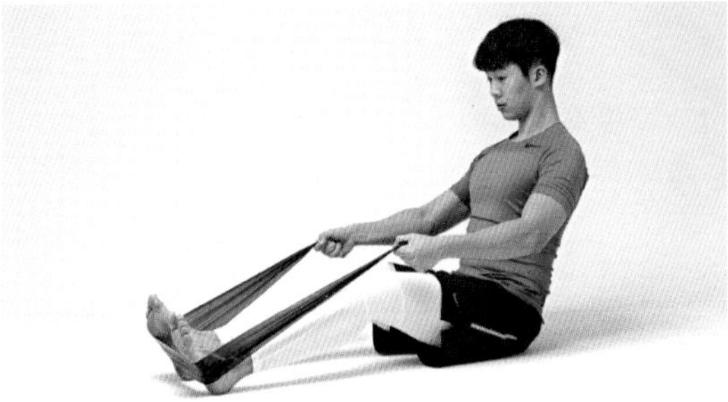

A. 발을 골반 너비만큼 벌리고 밴드를 발바닥에 감싼다.

B. 밴드를 꽉 쥐고 가슴은 펴준 후 몸을 뒤쪽으로 살짝 기울인다.

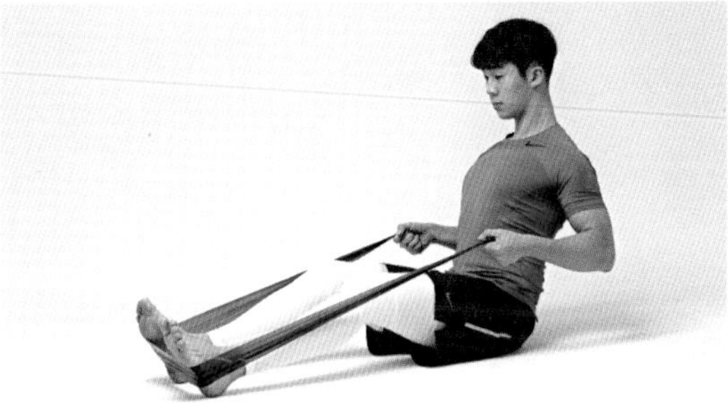

C. 턱은 당기고 호흡을 내뱉으며 팔꿈치를 뒤로 당긴다.

D. 이때 몸통과 팔꿈치에 간격은 살짝 벌려준다.

주의사항 팔꿈치가 위쪽 방향을 향하게 될 경우 어깨 근육이 많이 쓰이기 때문에 팔꿈치를 골반쪽으로 당기려 해야 한다.

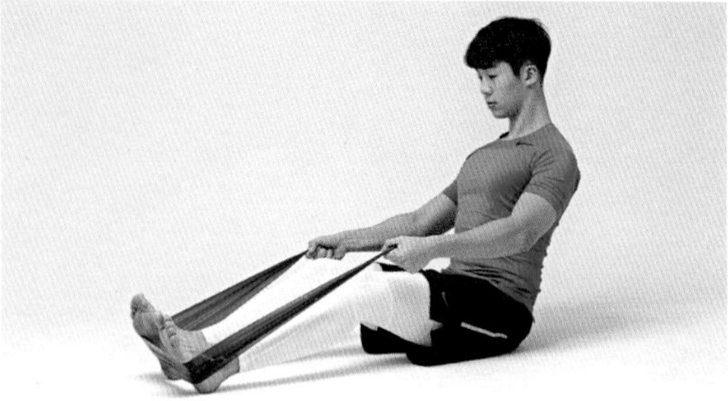

E. 호흡을 내뱉으며 팔을 다 펴지 말고 90% 펴고 다시 팔꿈치를 뒤로 보내 등 근육을 수축시킨다.

F. 등에 힘을 풀지 말고 계속 반복한다.

주의사항 몸통은 고정하고 가슴도 계속 펴주려고 한다.

밴드 와이드 스쿼트

얼마나? 12회씩 3set / 세트 간 휴식은? 30초

준비물 세라 밴드

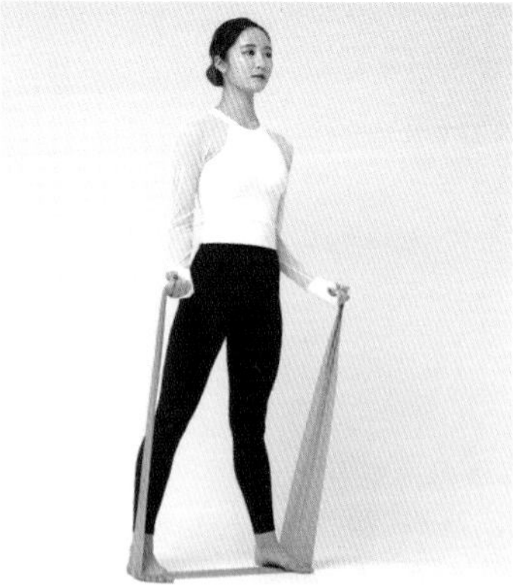

A. 보폭은 어깨너비 1.5배 정도 벌려주고 밴드를 밟는다.

B. 발끝을 45도 정도 벌려준다.

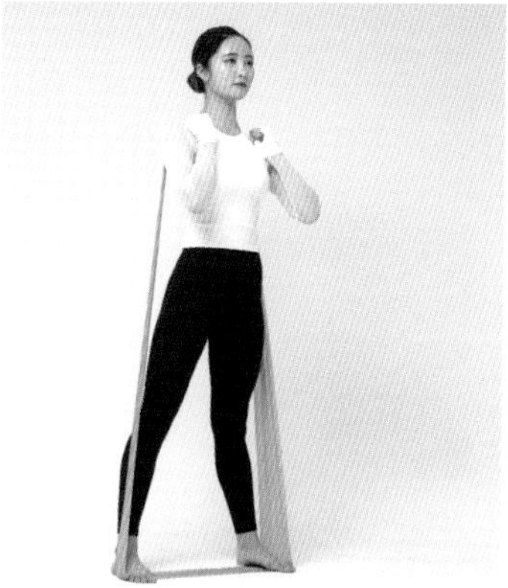

C. 밴드를 밟고 밴드 끝을 양손으로 잡고 어깨 위로 올린다.

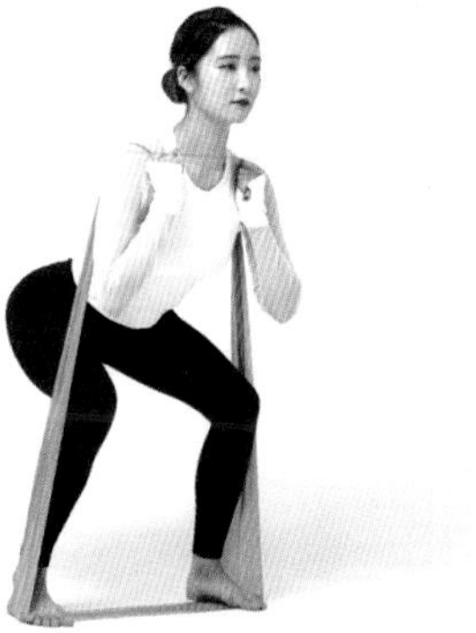

D. 호흡을 들이마시고 엉덩이를 뒤로 빼면서 90도가량 앉아준다.

E. 무게중심은 발뒤꿈치에 두고 무릎이 모이지 않게, 허리는 과도하게 꺾이지 않게 한다.

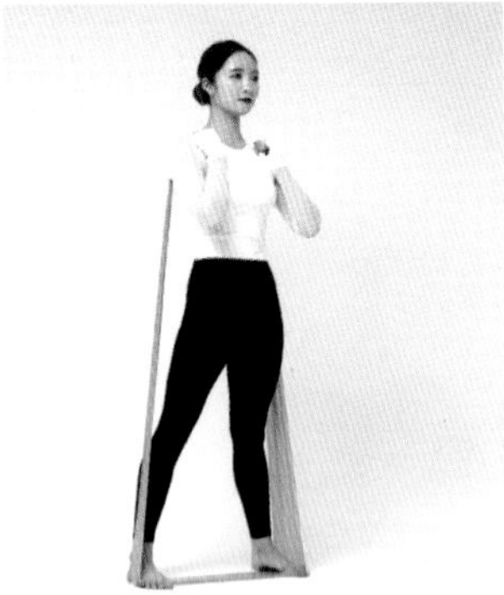

F. 호흡을 내뱉으며 발뒤꿈치에 무게중심을 싣고 지면을 지긋이 밀며 일어난다.

G. 일어날 때 골반을 앞으로 이동시킴과 동시에 괄약근에 힘을 주어 엉덩이 근육을 쥐어 짜준다.

H. 하체에 힘을 풀지 말고 다시 앉아준다.

TIP 일어나서 괄약근에 힘을 준다는 생각으로 엉덩이를 쥐어짜야 엉덩이 근육을 더 많이 쓸 수 있다.

밴드 렛풀다운

얼마나? 12회씩 3set / 세트 간 휴식은? 30초

준비물 세라 밴드 and 수건

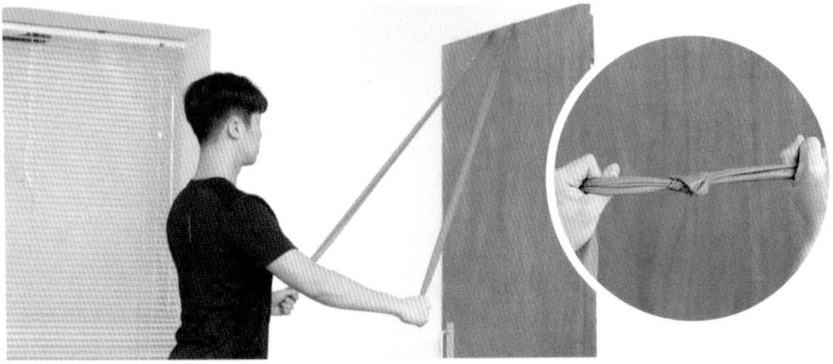

A. 사진과 같이 밴드 끝을 묶어 문 위쪽 틈 사이에 넣고 문을 닫는다.

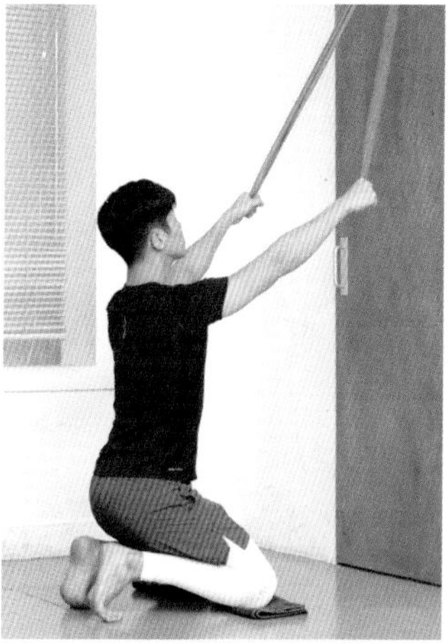

B. 무릎에 수건을 깔고 문 가까이 앉아 밴드의 세기 정도를 조절하여 알맞은 위치에 밴드를 잡는다.

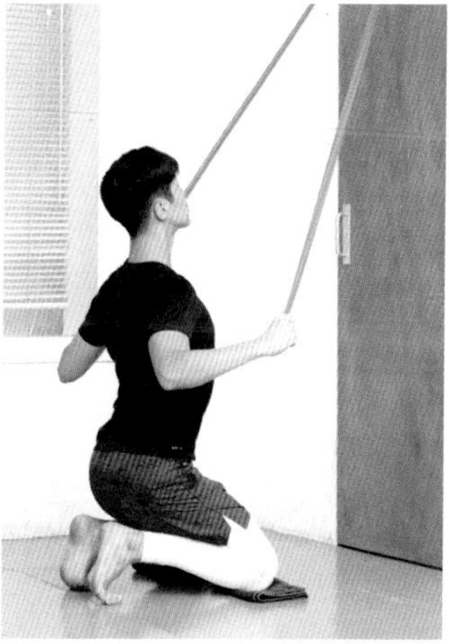

C. 시선은 45도 위를 바라보고 가슴을 편 상태로 호흡을 내뱉으며 팔꿈치를 등 뒤로 당긴다.

TIP 손을 내리는 것이 아니라 팔꿈치를 골반 쪽으로 이동시킨다고 생각하면 등 근육이 더 잘 수축된다.

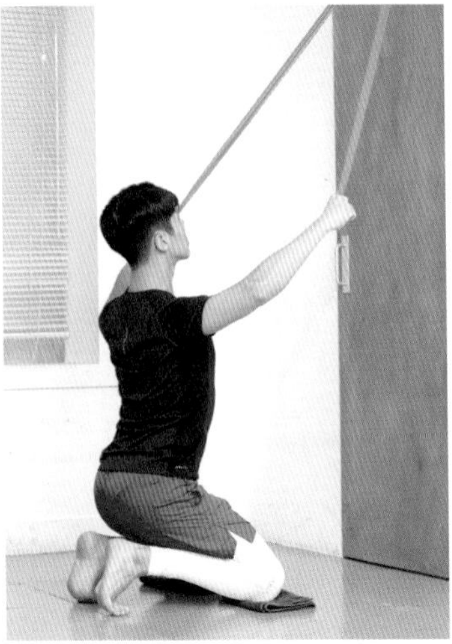

D. 가슴을 계속 펴고 무게를 느끼면서 천천히 올려준다.

E. 팔꿈치를 80%만 펴고 밴드를 다시 골반 쪽으로 당긴다.

주의사항 밴드를 올릴 때 팔을 다 피면 힘이 풀리기 때문에 팔을 다 펴지 않는다.

2 숨 막히는 뒤태 만들기

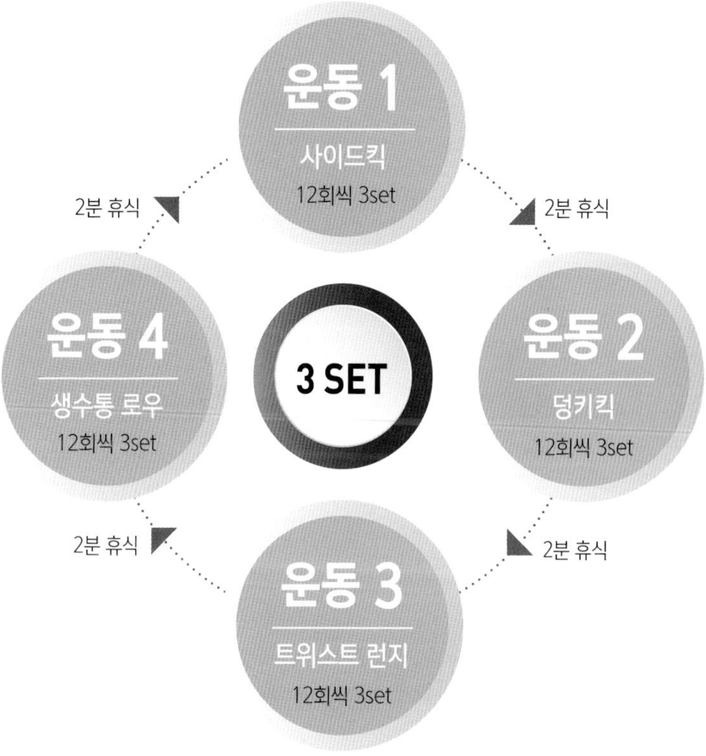

운동 1
사이드킥
12회씩 3set
2분 휴식
운동 2
덩키킥
12회씩 3set
2분 휴식
운동 3
트위스트 런지
12회씩 3set
2분 휴식
운동 4
생수통 로우
12회씩 3set
2분 휴식
3 SET

사이드킥

얼마나? 12회씩 3set (양쪽 운동이 1set) / 세트 간 휴식은? 30초

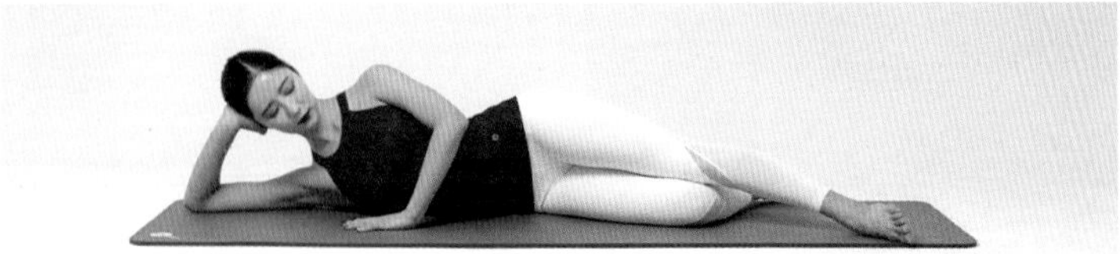

A. 손바닥을 머리에 대고 눕는다

B. 골반을 앞으로 기울여 엉덩이가 천장을 바라볼 수 있게 한다.

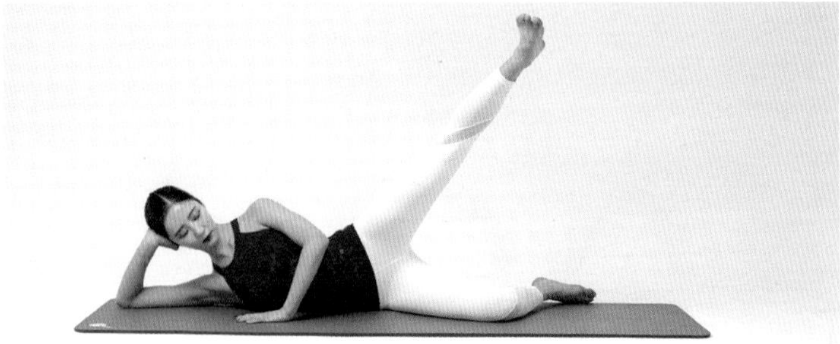

C. 호흡을 내뱉으며 다리를 위로 들어준다.

D. 배에 힘을 주어 허리가 꺾이지 않게 해준다.

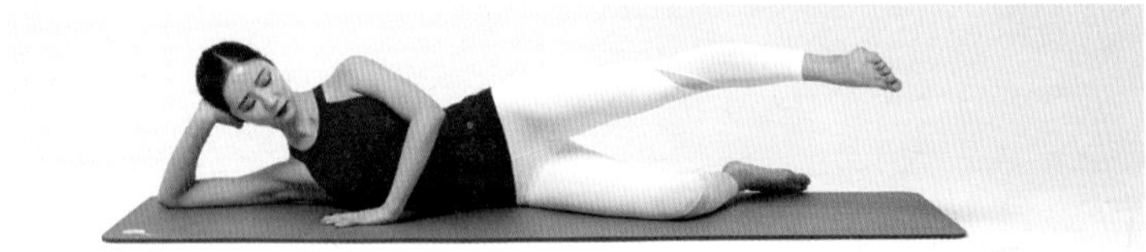

E. 호흡을 내뱉으며 다리를 천천히 80% 정도만 내려준다.

F. 반대쪽도 위와 같이 해준다.

주의사항 운동을 할 때 골반이 뒤로 위치하면 엉덩이 부위에 운동이 잘 안되므로 골반을 살짝 기울여 운동해야 한다.

덩키킥

얼마나? 12회씩 3set (양쪽 운동이 1set) / 세트 간 휴식은? 30초

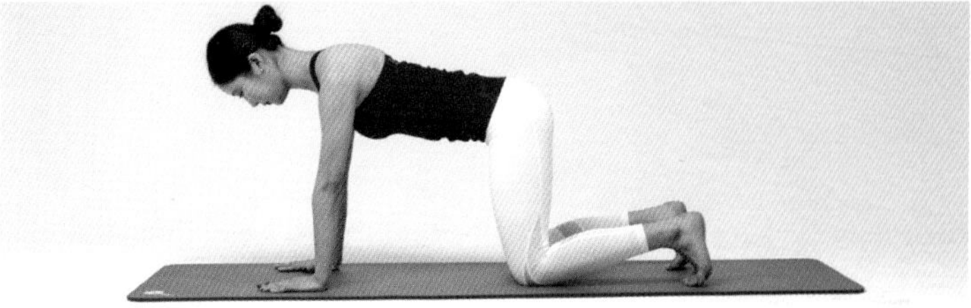

A. 몸을 'ㄷ' 자로 만들어준다.

B. 허리가 꺾이거나 어깨가 너무 처지지 않도록 한다.

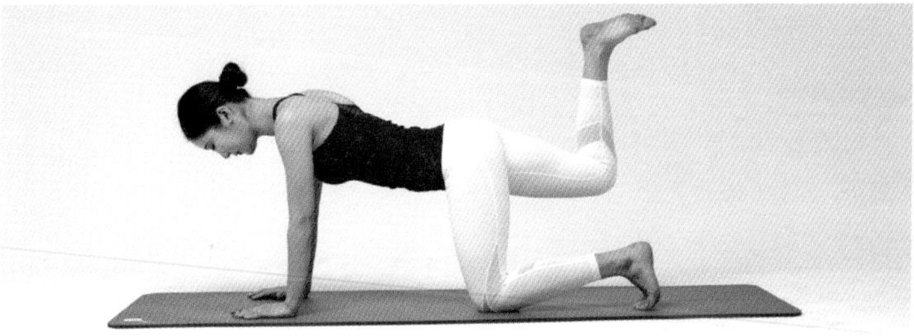

C. 배에 힘을 주어 발바닥이 천장을 바라볼 수 있도록 올려준다.

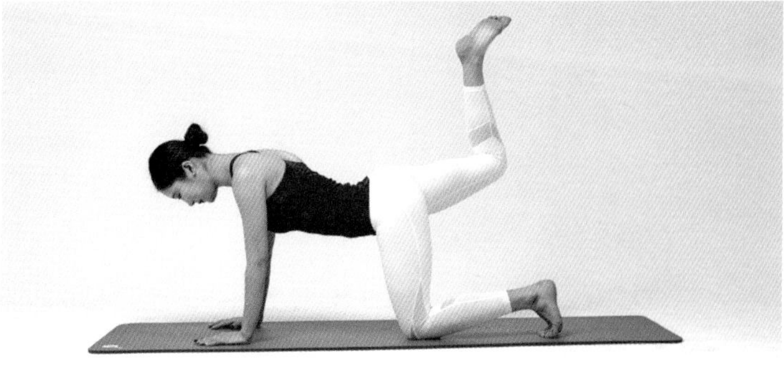

D. 호흡을 내뱉으며 발을 수직으로 들어 엉덩이 근육을 수축한다.

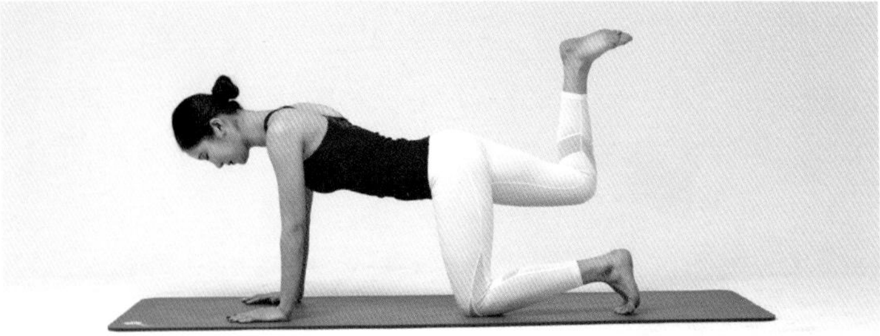

E. 호흡을 들이마시며 천천히 내리며 다시 엉덩이 근육을 수축하며 올린다.

F. 반대 다리도 똑같이 해준다.

주의사항 골반이 한쪽으로 기울지 않게 균형을 잡고 허리가 과도하게 꺾이지 않게 주의한다.

트위스트 런지

얼마나? 12회씩 3set (양쪽 운동이 1set) / 세트 간 휴식은? 30초

준비물 건조대 / 대체 용품 : 두툼한 책

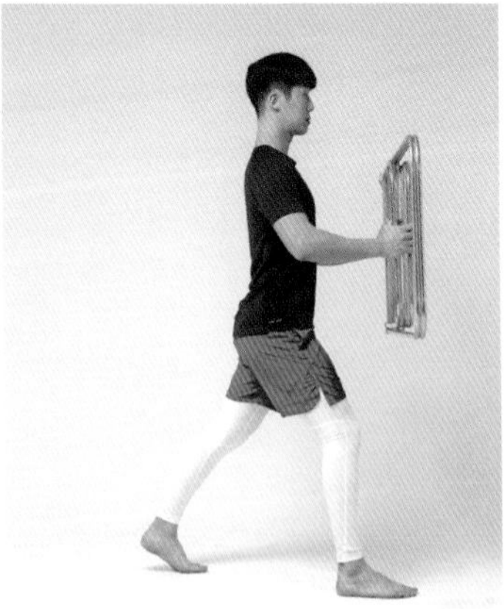

A. 발 너비는 어깨너비 정도 벌려주고 양발은 '11' 자로 하며 한쪽 다리를 뒤로 뻗는다.

B. 준비한 건조대를 가로 방향으로 잡는다.

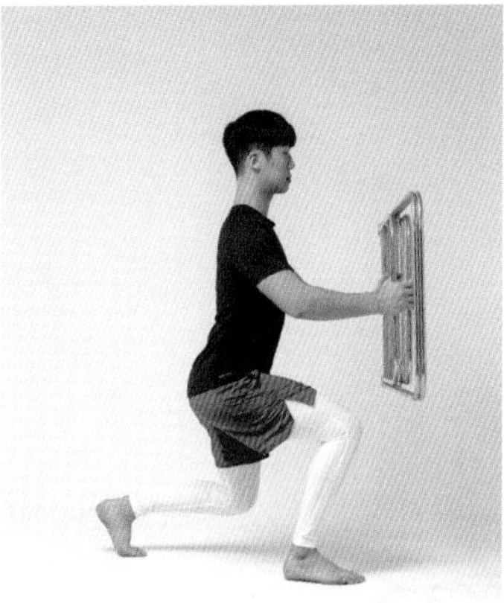

C. 호흡을 들이마시며 앞쪽 무릎이 직각이 되도록 앉는다.

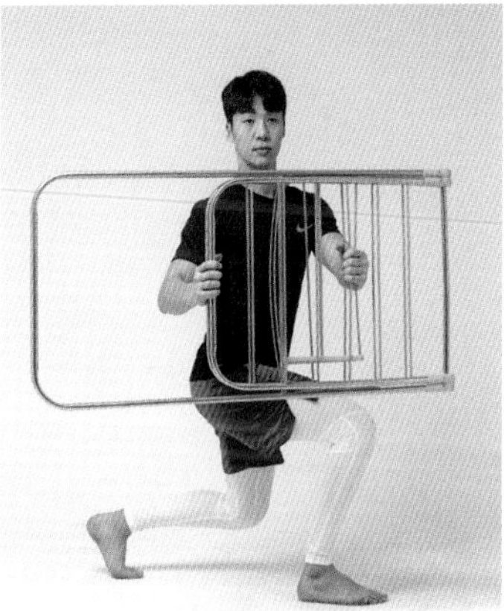

D. 내려간 자세에서 뻗은 다리 방향으로 건조대를 돌려 몸통을 돌려준다.

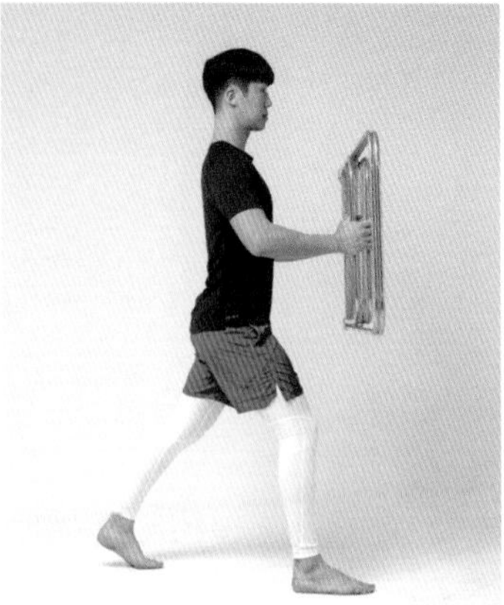

E. 건조대를 다시 몸 앞으로 돌린 후 호흡을 내뱉으며 일어난다.

F. 이때 앞쪽 다리 뒤꿈치에 무게중심을 실어 일어난다.

G. 반대 다리도 위와 같게 운동해 준다.

TIP 앞다리 발뒤꿈치에 힘을 주어 허벅지와 엉덩이 근육을 더 많이 쓰이게 한다.

생수통 로우

얼마나? 12회씩 3set / 세트 간 휴식은? 30초

준비물 500ml 생수통 / 대체 용품 : 물이 든 텀블러

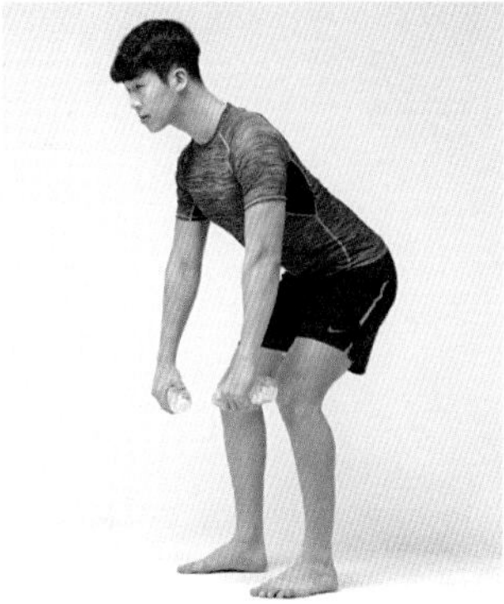

A. 생수통을 들고 엉덩이를 뒤로 빼며 무릎을 살짝 구부린다.

B. 가슴을 펴주고 무게중심을 발 앞꿈치에 둔다.

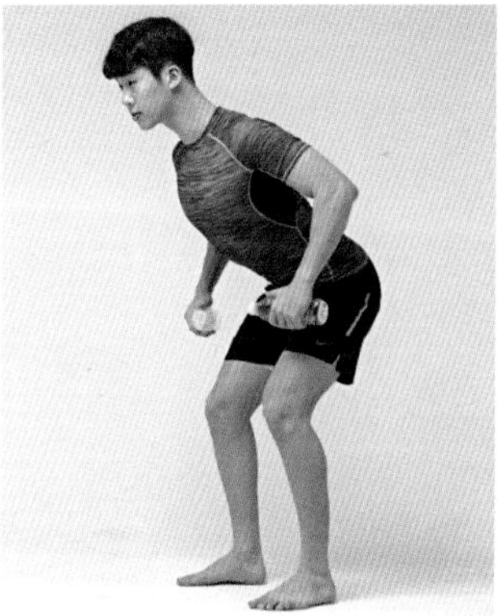

C. 어깨가 올라가지 않게 내리고 호흡을 내뱉으며 팔꿈치를 등 뒤로 당긴다.

TIP 팔꿈치를 뒤로 보내 날개뼈를 모아 등 근육을 수축한다.

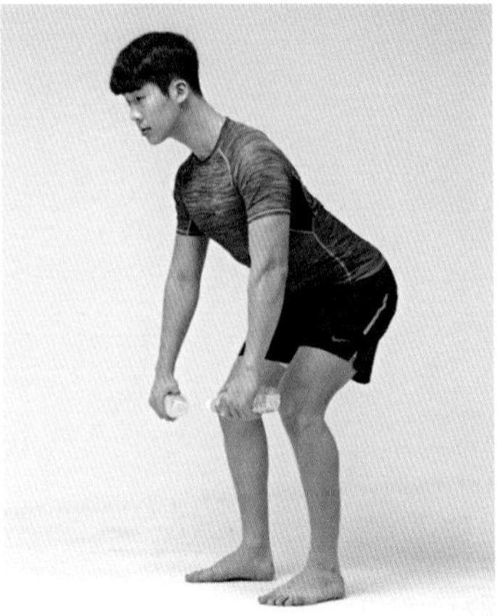

D. 가슴을 계속 펴준 상태로 호흡을 들이마시며 물통을 내려준다.

E. 팔꿈치를 80%만 폈다가 팔꿈치를 다시 뒤로 당겨 계속 반복한다.

3 숨 막히는 뒤태 만들기

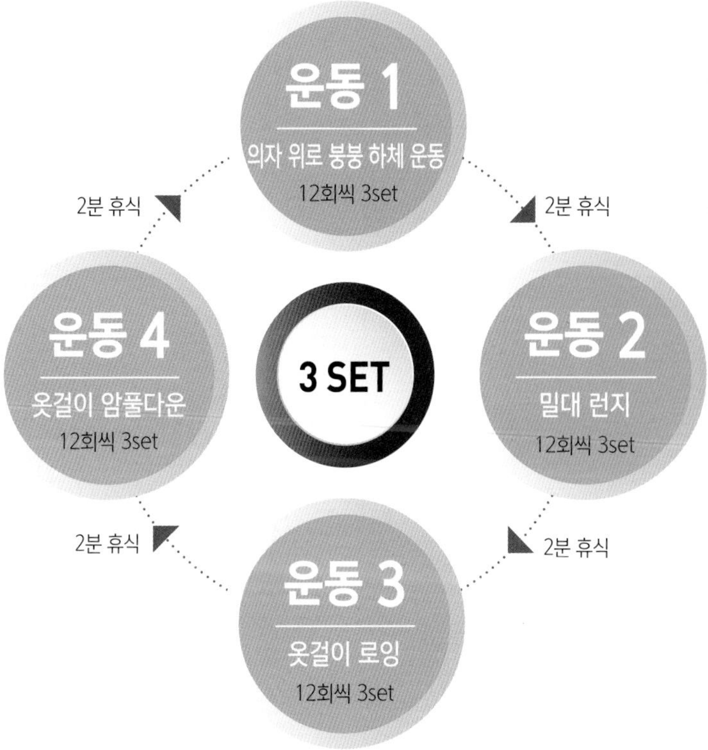
운동 1
의자 위로 붕붕 하체 운동
12회씩 3set
2분 휴식
운동 2
밀대 런지
12회씩 3set
2분 휴식
운동 3
옷걸이 로잉
12회씩 3set
2분 휴식
운동 4
옷걸이 암풀다운
12회씩 3set
2분 휴식
3 SET

의자 위로 붕붕 하체 운동

얼마나? 12회씩 3set (양쪽 운동이 1set) / 세트 간 휴식은? 30초

준비물 바퀴 없는 의자 / 대체 용품 : 무릎 정도 오는 테이블

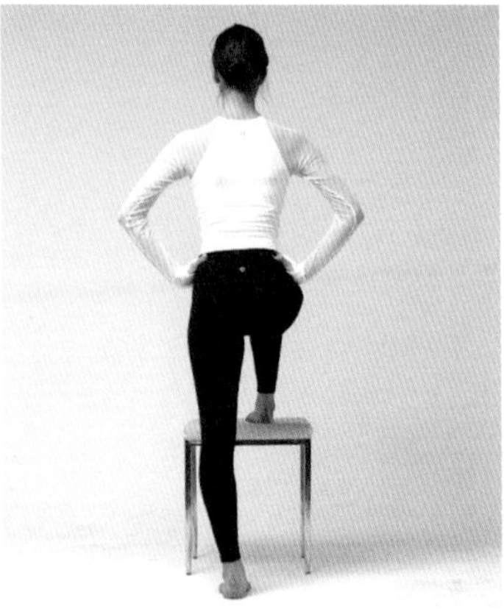

A. 의자에 오른발을 '11' 자로 올려놓는다.

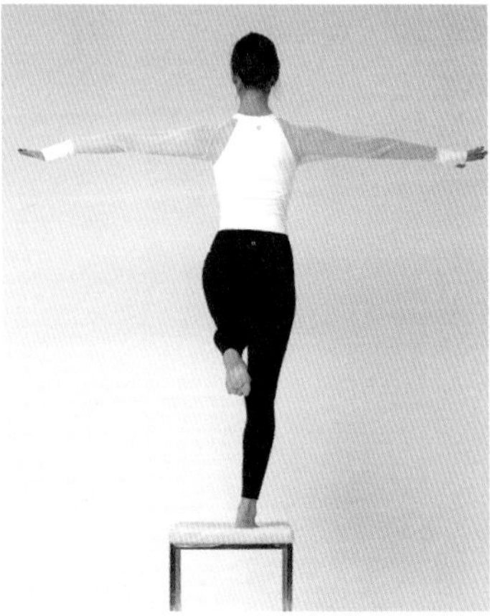

B. 호흡을 들이마시고 발뒤꿈치에 힘을 주어 의자 위로 올라가서 왼쪽 무릎을 들어올려 준다.

C. 몸의 중심을 잘 잡을 수 있게 양팔을 옆으로 쭉 뻗어준다.

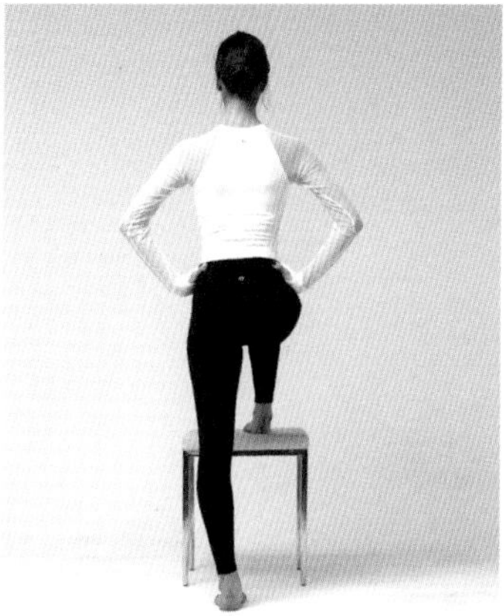

D. 운동이 잘 되게 최대한 버텨주면서 내려간다.

E. 반대 다리도 똑같이 해준다.

주의사항 상체가 앞으로 기울어지지 않게 조심하고 올라갔을 때 넘어지지 않게 주의한다.

밀대 런지

얼마나? 12회씩 3set (양쪽 운동이 1set) / 세트 간 휴식은? 30초

준비물 밀대 / 대체 용품 : 기다란 봉

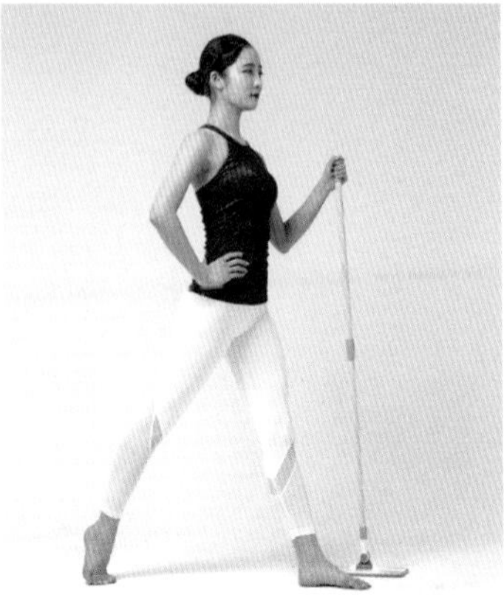

A. 발 너비는 어깨너비 정도 벌려주고 양발은 '11' 자로 하며 한쪽 다리를 뒤로 뻗는다.

B. 앞쪽 다리 쪽으로 밀대를 두고 잡는다.

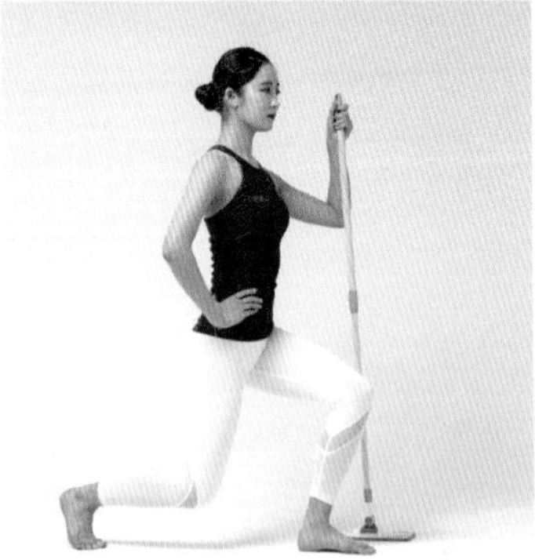

C. 호흡은 들이마시고 앞쪽 무릎이 직각이 될 때까지 앉고 뒤 무릎은 바닥에 닿지 않게 한다.

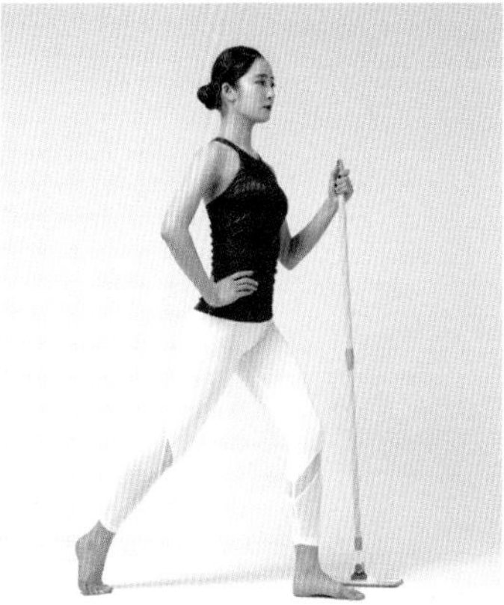

D. 호흡은 내뱉으면서 무릎을 80% 정도만 펴서 일어난다.

E. 무게중심을 앞 발뒤꿈치에 두고 운동하며 반대 다리도 위와 같이 운동한다.

TIP 앞다리 발뒤꿈치에 힘을 주어 허벅지와 엉덩이 근육을 더 많이 쓰이게 한다.

옷걸이 로잉

얼마나? 12회씩 3set / 세트 간 휴식은? 30초

준비물 밴드 and 옷걸이

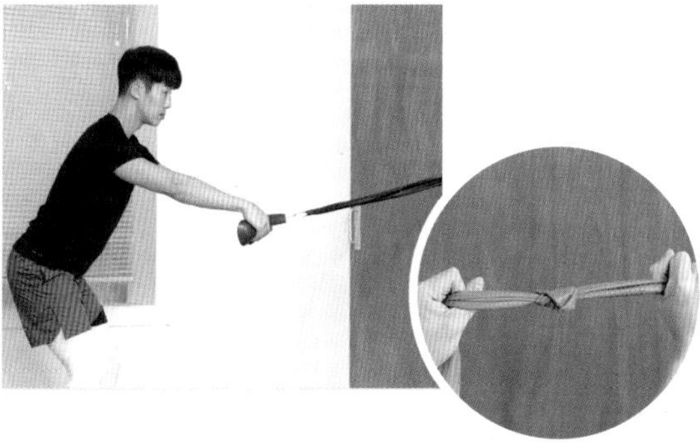

A. 사진과 같이 밴드 끝을 묶어 가슴 높이 문틈 사이에 넣고 닫는다.

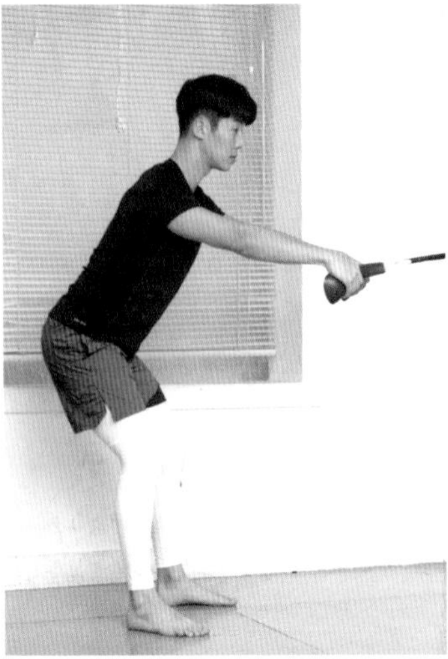

B. 엉덩이를 뒤로 빼고 등을 모아 자세를 잡는다.

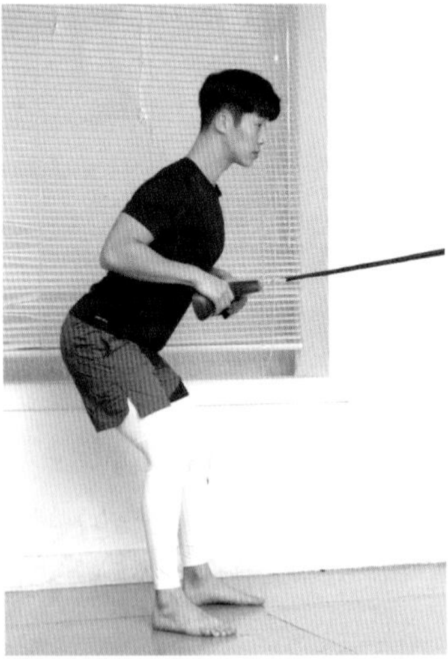

C. 호흡을 들이마시며 팔꿈치를 등 뒤로 당기며 날개뼈를 모아준다.

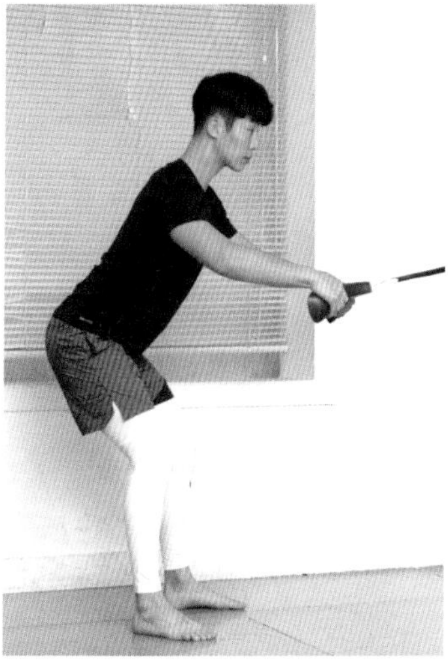

D. 호흡을 내뱉으며 이완할 때 천천히 무게를 버티면서 이완한다.

E. 팔을 80%만 펴고 다시 팔꿈치를 등 뒤로 당겨 등 근육을 수축시킨다.

옷걸이 암풀다운

얼마나? 12회씩 3set / 세트 간 휴식은? 30초

준비물 밴드 and 옷걸이

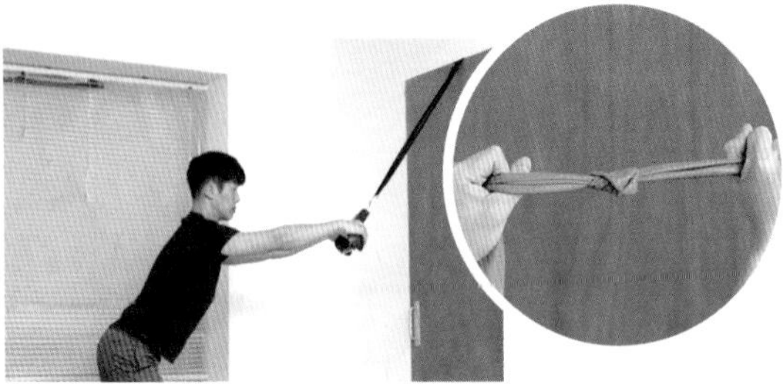

A. 사진과 같이 밴드 끝을 묶어 문 위쪽 틈 사이에 넣고 닫은 후 옷걸이 갈고리 부분에 밴드를 건다.

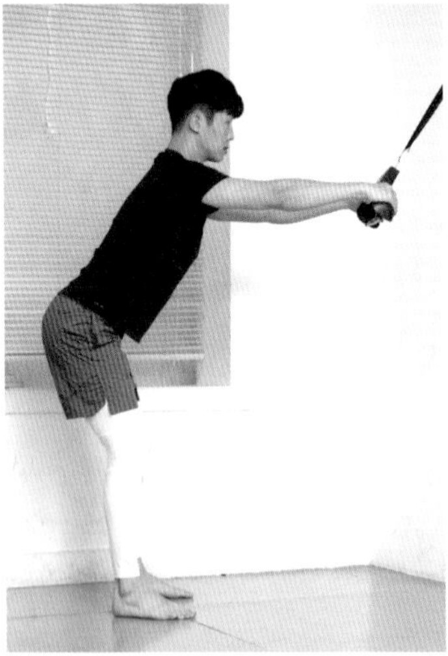

B. 엉덩이를 살짝 뒤로 빼고 팔꿈치를 편 상태로 옷걸이를 잡는다.

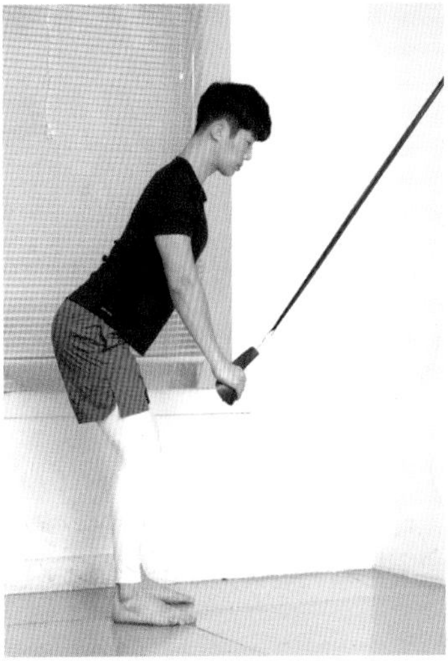

C. 가슴을 편 상태로 호흡을 내뱉으면서 팔을 그대로 내려준다.

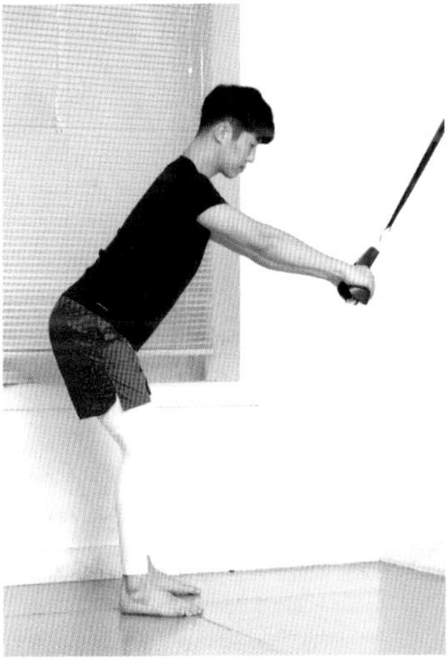

D. 호흡을 들이마시며 올릴 때 천천히 무게를 버티면서 올려준다.

E. 끝까지 올리지 말고 팔이 어깨 높이 정도 올라갔을 때 다시 속도감 있게 내려준다.

3

군살 잡고
탄탄하게

군살 잡고 탄탄하게란?

옷을 비집고 튀어나오는 살들, 배와 등에 축 처지는 살들, 그중에서도 가장 신경이 많이 쓰이는 살이 바로 '뒷구리살'이다. 거울에 비친 모습이 아닌 이상 직접 보기 힘들기 때문에 자칫 방심할 수 있는 부위이기도 하다. 뒷구리살 걱정 없는 탄탄한 몸매는 어떻게 만들 수 있을까? 탄탄한 몸매는 결국 근육에서 비롯된다. 근육이 많아야 그 근육들이 처지는 살을 잡아주면서 탄탄한 몸매를 만들기 때문이다. 이 프로그램은 군살 없애기 프로젝트로, 이 운동들을 열심히 하면 축 처지는 군살들과 작별 인사를 하게 될 것이다.

1 군살 잡고 탄탄하게

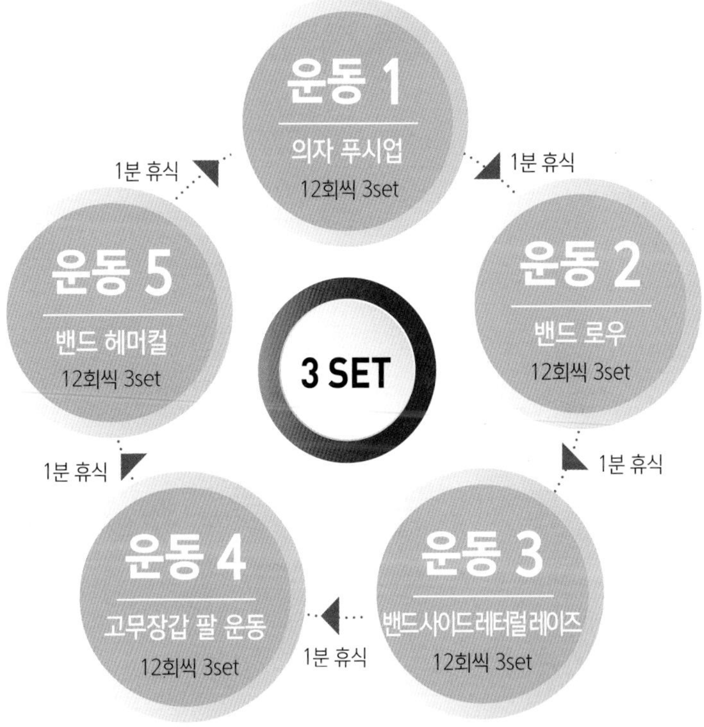
운동 1
의자 푸시업
12회씩 3set
1분 휴식
운동 2
밴드 로우
12회씩 3set
1분 휴식
운동 3
밴드사이드레터럴레이즈
12회씩 3set
1분 휴식
운동 4
고무장갑 팔 운동
12회씩 3set
1분 휴식
운동 5
밴드 헤머컬
12회씩 3set
1분 휴식
3 SET

의자 푸시업

얼마나? 12회씩 3set / 세트 간 휴식은? 30초

준비물 바퀴가 달려 있지 않은 의자 / 대체 용품 : 무릎 높이 정도의 탁자

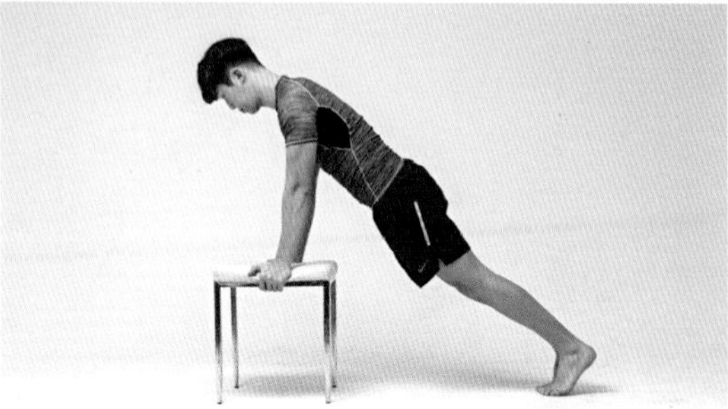

A. 의자 옆 테두리를 잡아주고 머리, 등, 엉덩이가 일직선이 되도록 자세를 잡는다.

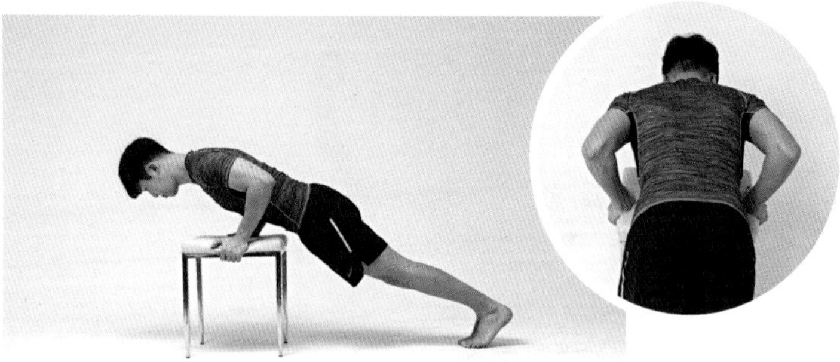

B. 호흡을 들이마시고 배에 힘을 주고 내려간다.

C. 사진과 같이 팔꿈치 각도는 30도 정도를 벌려준다.

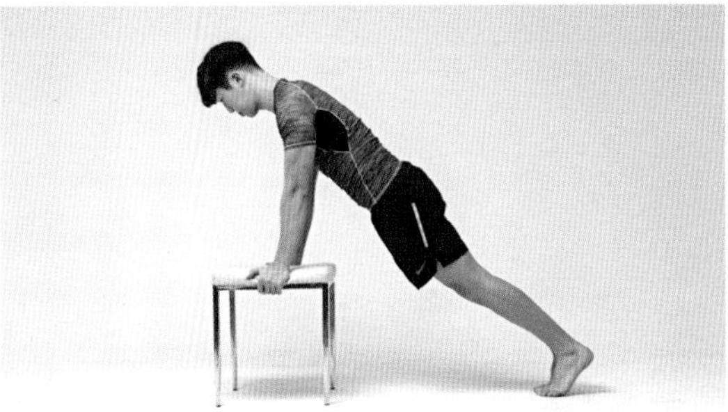

D. 호흡을 내뱉으며 배에 긴장감을 유지한 채 올라온다.

E. 다시 내려가며 반복한다.

주의사항 손의 위치는 내려갔을 때 가슴 옆쪽에 위치하게끔 한다.

밴드 로우

얼마나? 12회씩 3set / 세트 간 휴식은? 30초

준비물 세라 밴드

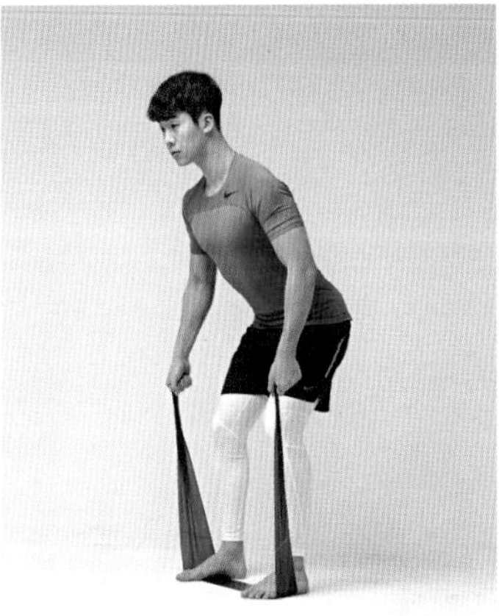

A. 밴드를 밟아 양손으로 잡고 엉덩이를 뒤로 빼며 무릎을 살짝 구부린다.

B. 가슴을 펴주고 무게중심을 발 앞꿈치에 둔다.

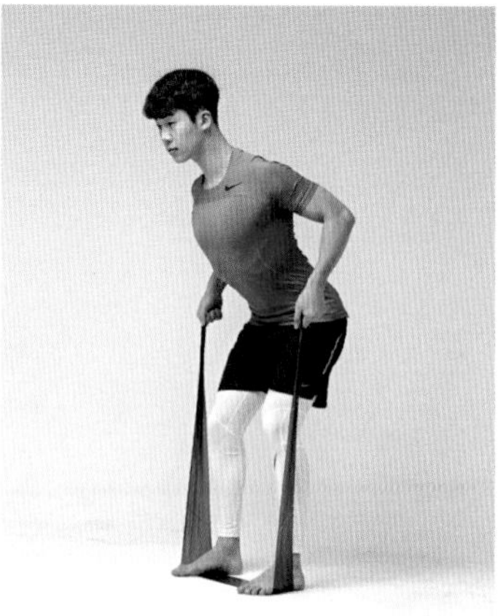

C. 어깨가 올라가지 않게 내리고 호흡을 내뱉으며 팔꿈치를 등 뒤로 당긴다.

TIP 팔꿈치를 뒤로 보내 날개뼈를 모아 등 근육을 수축한다.

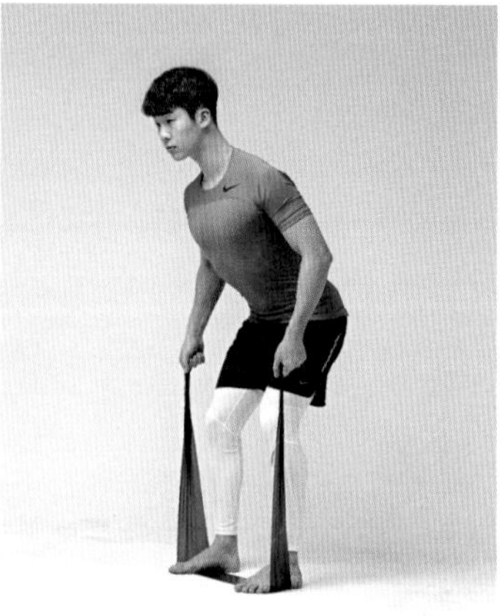

D. 가슴을 계속 펴주고 호흡을 들이마시며 밴드를 내려준다.

E. 팔꿈치를 80%만 폈다가 팔꿈치를 다시 뒤로 당겨 계속 반복한다.

밴드 사이드 레터럴레이즈

얼마나? 12회씩 3set / 세트 간 휴식은? 30초

준비물 세라 밴드

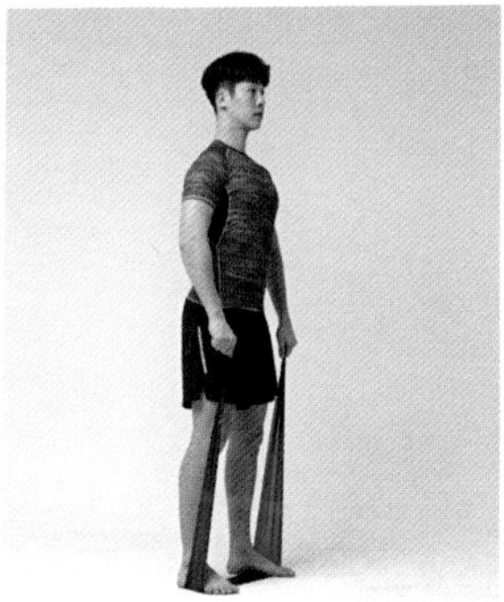

A. 시선은 정면을 바라보고 발을 어깨너비 정도 벌려주어 밴드를 밟는다.

B. 팔꿈치를 살짝 구부려 준비 자세를 취한다.

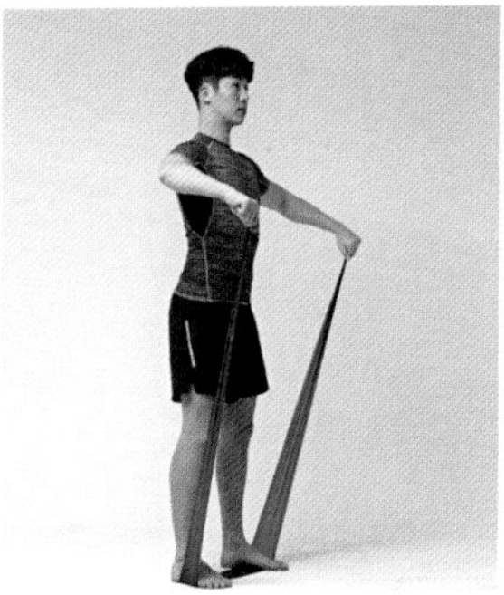

C. 가슴을 펴고 날개뼈를 모아준 다음 호흡을 내뱉으며 올린다.

D. 팔은 어깨라인보다 아래까지 올린다.

TIP 올렸을 때 손의 위치가 팔꿈치 위치보다 아래에 있게 한다.

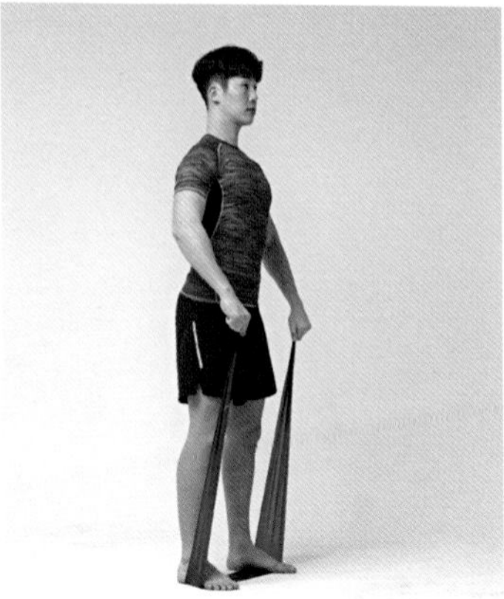

E. 내릴 때는 무게를 버텨주면서 천천히 내리며 주먹이 골반 높이쯤 왔을 때 다시 올리며 반복한다.

주의사항 밴드 끝부분을 꽉 쥠으로써 어깨에 힘이 풀리지 않게 한다.

고무장갑 팔 운동

얼마나? 12회씩 3set / 세트 간 휴식은? 30초

준비물 고무장갑 / 대체 용품 : 수건

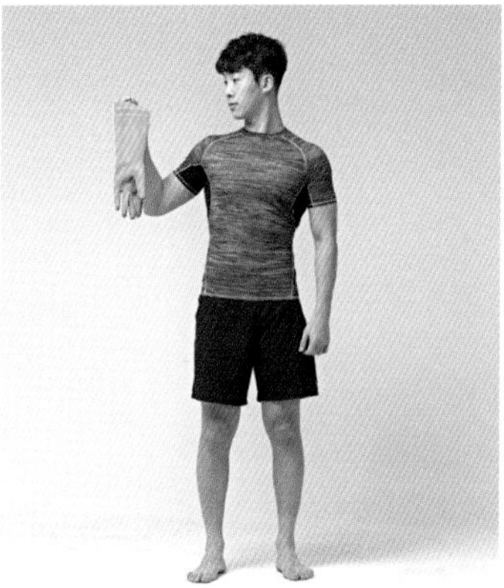

A. 집안에서 쓰는 고무장갑 한 개를 준비한다.

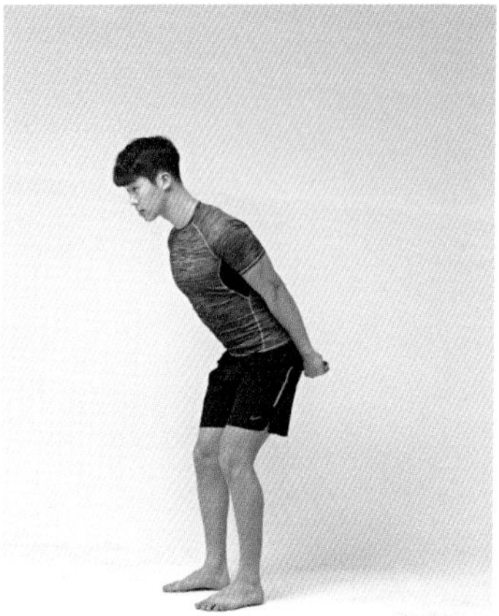

B. 등 뒤로 팔을 넘겨 고무장갑 양 끝을 잡는다.

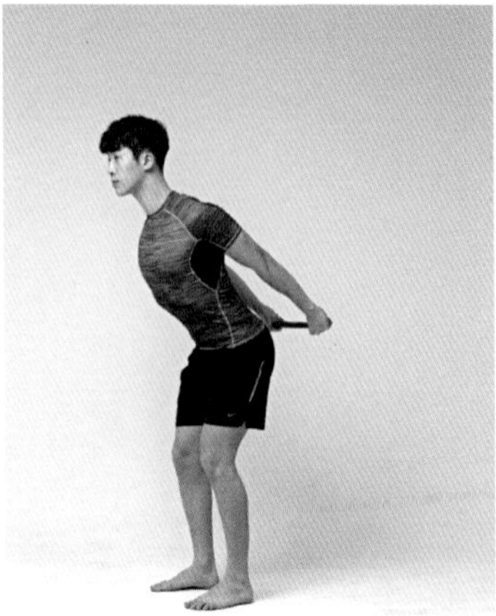

C. 호흡을 내뱉으며 팔꿈치를 펴서 고무장갑을 늘린 상태로 1초간 머문다.

D. 힘을 풀었다가 다시 팔꿈치를 펴면서 팔 근육을 수축시킨다.

E. 계속 반복해 준다.

밴드 헤머컬

얼마나? 12회씩 3set / 세트 간 휴식은? 30초

준비물 세라 밴드

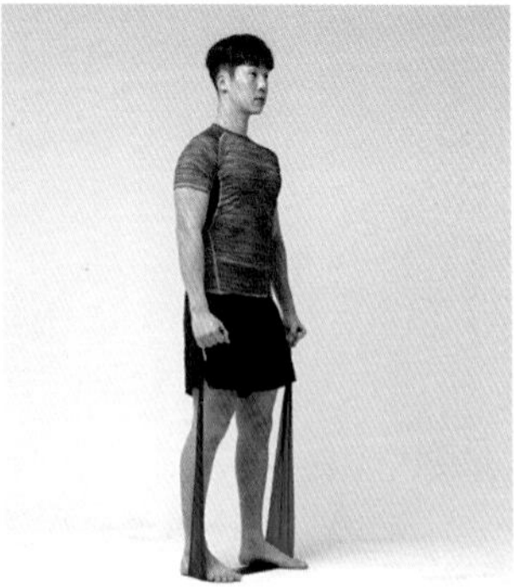

A. 발을 어깨너비만큼 벌리고 밴드를 밟은 상태로 밴드 끝부분을 잡는다.

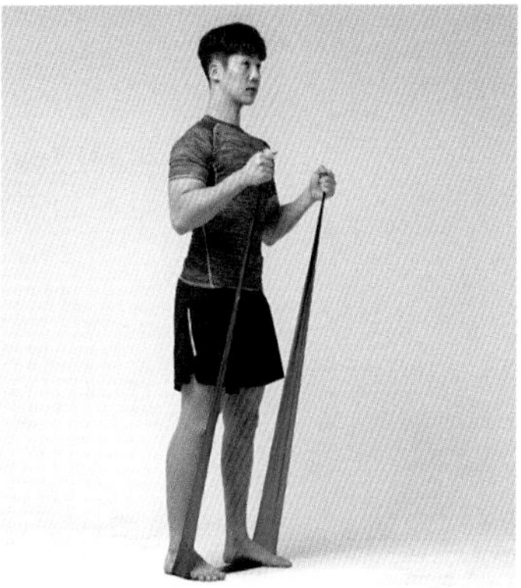

B. 팔꿈치는 옆구리에 고정시키고 호흡을 내뱉으며 들어올린다.

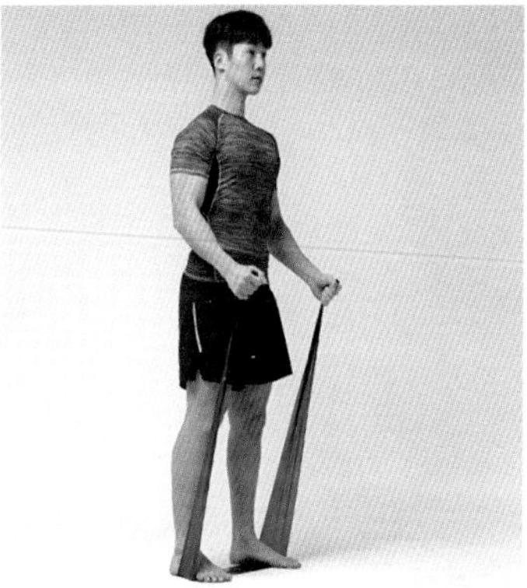

C. 숨을 들이마시면서 팔에 긴장감을 유지한 채 천천히 80% 정도 내린 후 속도감 있게 다시 올린다.

주의사항 팔을 다 내릴 경우 힘이 풀리기 때문에 팔을 다 펴지 않는다.

2 군살 잡고 탄탄하게

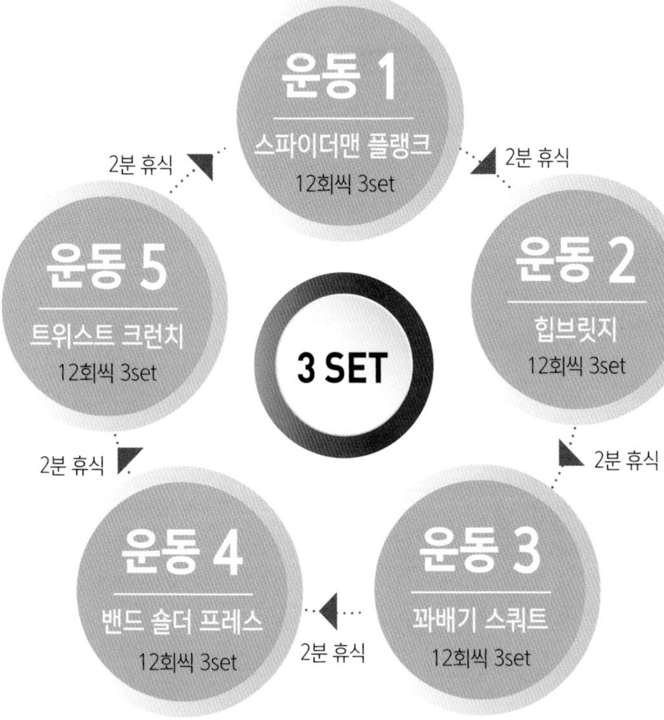
운동 1
스파이더맨 플랭크
12회씩 3set
2분 휴식
운동 2
힙브릿지
12회씩 3set
2분 휴식
운동 3
꽈배기 스쿼트
12회씩 3set
2분 휴식
운동 4
밴드 숄더 프레스
12회씩 3set
2분 휴식
운동 5
트위스트 크런치
12회씩 3set
2분 휴식
3 SET

스파이더맨 플랭크

얼마나? 12회씩 3set / 세트 간 휴식은? 30초

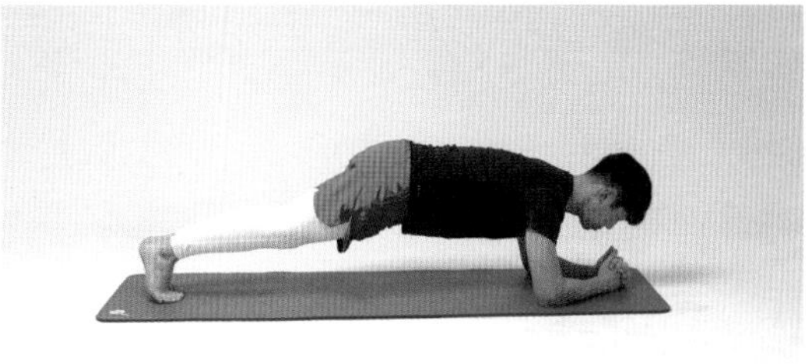

A. 팔꿈치가 어깨와 일직선이 되게 하고 플랭크 자세를 취한다.

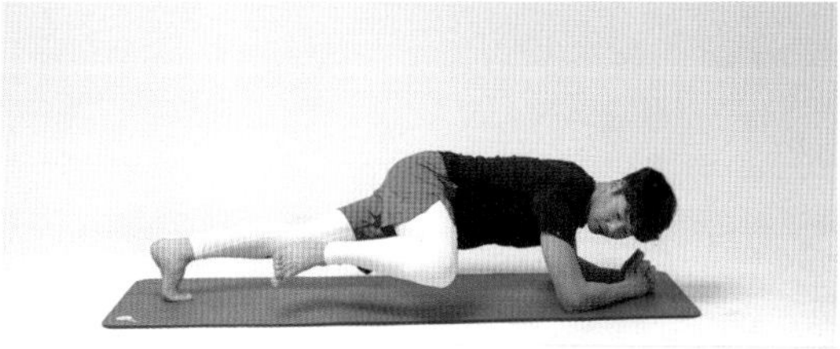

B. 호흡을 내뱉으면서 오른 다리를 가슴 쪽으로 굽힌다.

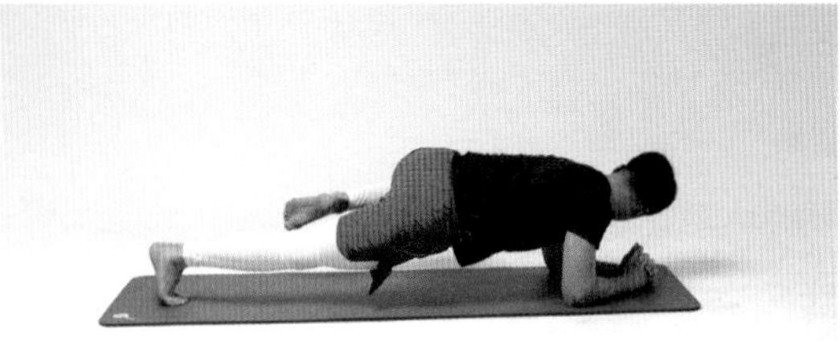

C. 오른다리를 내린 후 호흡을 내뱉으며 왼다리를 바로 굽혀준다.

D. 양다리를 번갈아 굽혀준다.

주의사항 다리를 굽힐 때 반대쪽 골반이 내려가도 상관없지만 허리가 과도하게 꺾이지 않게 주의한다.

힙브릿지

얼마나? 12회씩 3set / 세트 간 휴식은? 30초

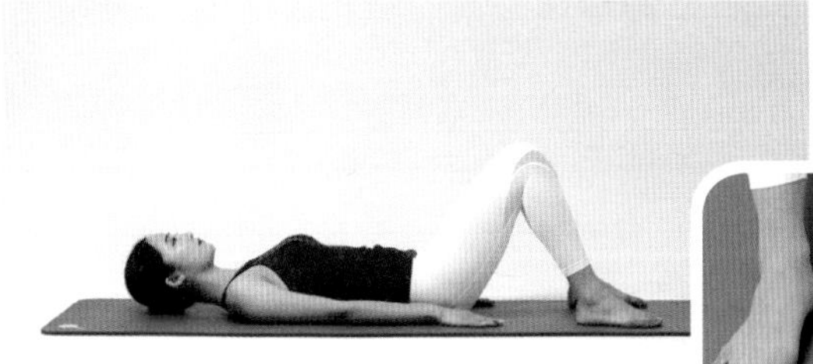

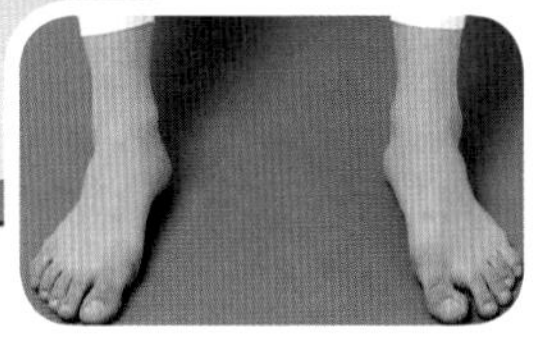

A. 양손은 엉덩이 옆에 두고 무릎을 세워 눕는다.

B. 발은 어깨너비만큼 벌리고 발끝은 살짝 벌려준다.

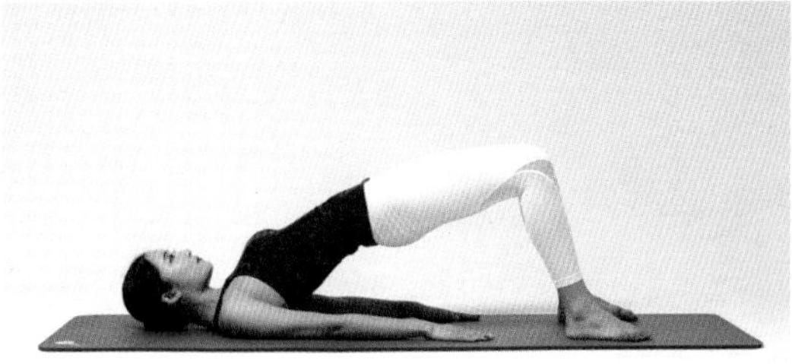

C. 발로 지면을 누르면서 호흡을 내뱉으며 골반을 들어준다.

D. 올릴 때 발뒤꿈치에 힘을 주어 엉덩이를 쥐어짜며 속도감 있게 올리고 내릴 때는 호흡을 들이마시며 천천히 내린다.

TIP 허벅지 뒤에 힘이 들어간다면 발과 엉덩이 사이 간격을 좁혀서 한다.

꽈배기 스쿼트

얼마나? 12회씩 3set / 세트 간 휴식은? 30초

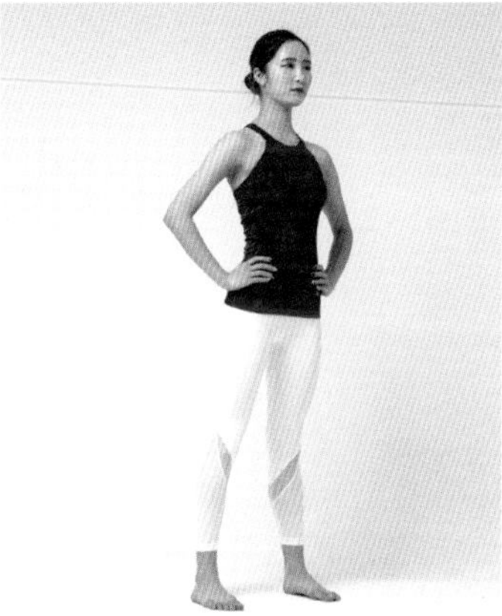

A. 발은 어깨너비로 벌리고 시선은 정면을 바라보며 운동할 준비를 한다.

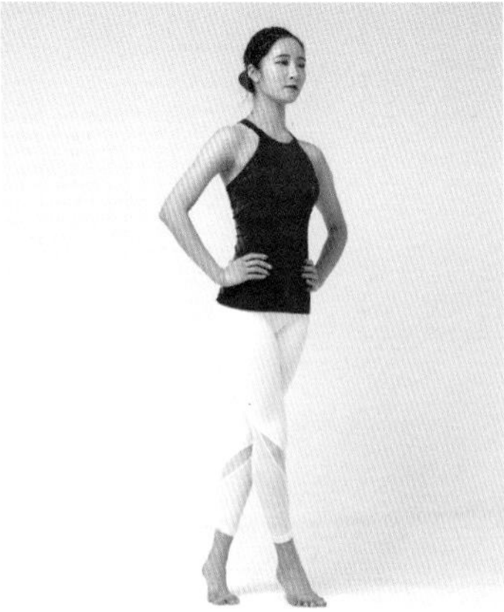

B. 호흡을 들이마시고 점프하여 발을 사진과 같이 엇갈려 준다.

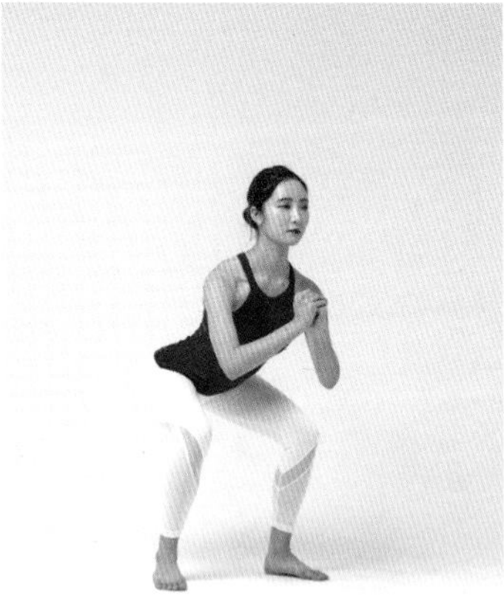

C. 점프를 하여 스쿼트를 한다.

D. 이때 허리가 과도하게 꺾이지 않게 하고 무게중심을 발뒤꿈치에 둔다.

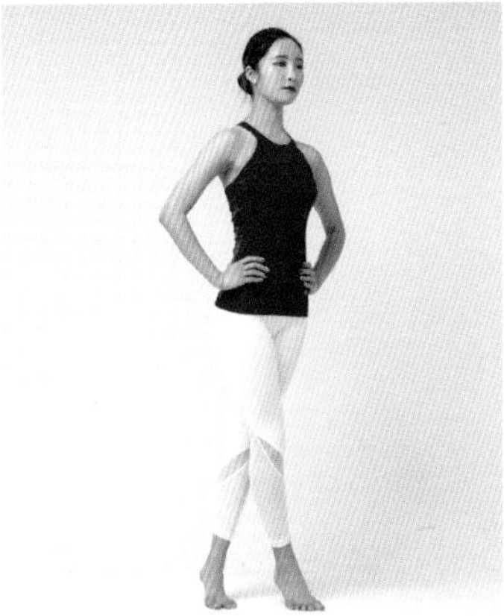

E. 호흡을 내뱉고 다시 점프를 하여 꽈배기로 꼬아주며 계속 꽈배기 스쿼트를 진행해 준다.

밴드 숄더 프레스

얼마나? 12회씩 3set / 세트 간 휴식은? 30초

준비물 세라 밴드

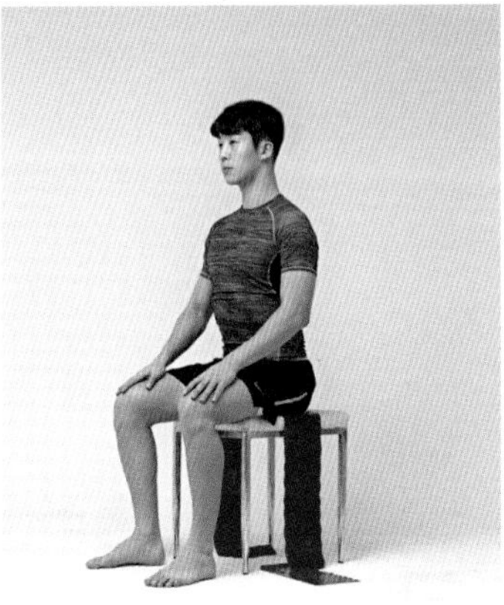

A. 의자에 앉아 밴드를 엉덩이 밑에 깔아준다.

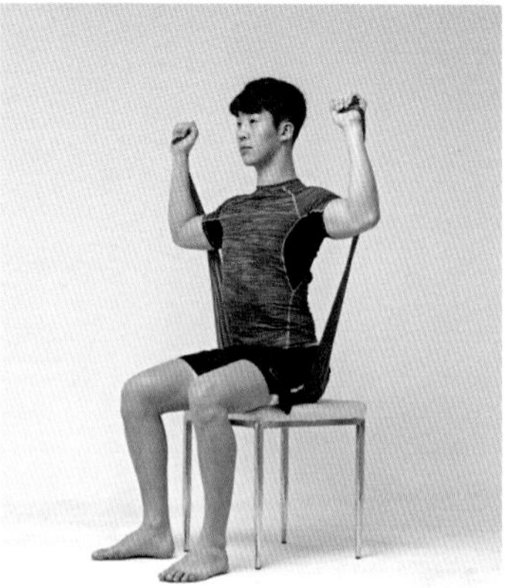

B. 양손으로 밴드를 잡은 뒤 등이 굽지 않게 가슴을 편다.

C. 팔꿈치가 직각이 되도록 밴드를 들어 올린다.

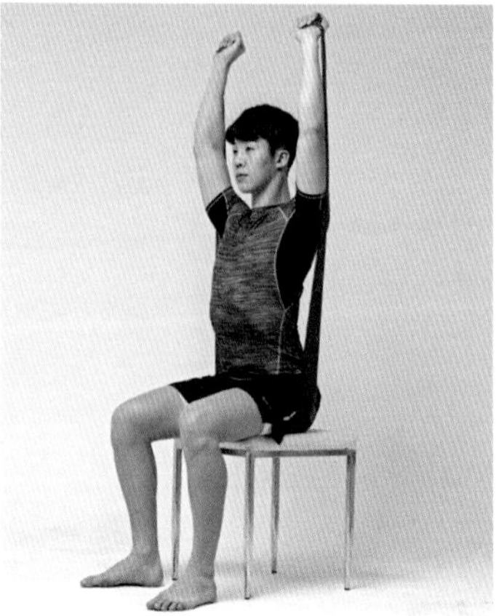

D. 팔을 귀에 붙인다는 느낌으로 호흡을 내뱉으며 올려준다.

E. 어깨에 힘이 들어가지 않게 가슴을 펴며 어깨를 내려준다.

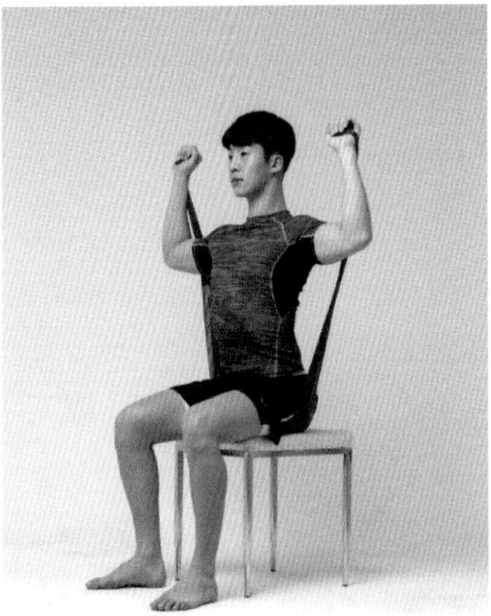

F. 호흡을 들이마시면서 천천히 내린다.

주의사항 가슴을 펼 때 허리가 꺾이지 않게 주의한다.

트위스트 크런치

얼마나? 12회씩 3set (양쪽 운동이 1set) / 세트 간 휴식은? 30초

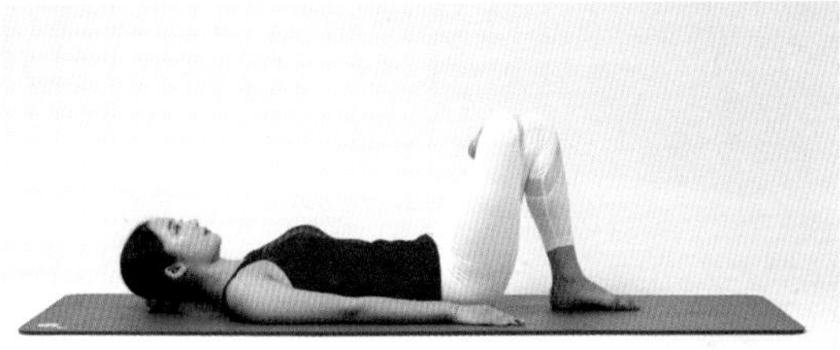

A. 사진과 같이 한쪽 무릎에 발을 얹고 한 손은 머리 뒤에 위치시킨다.

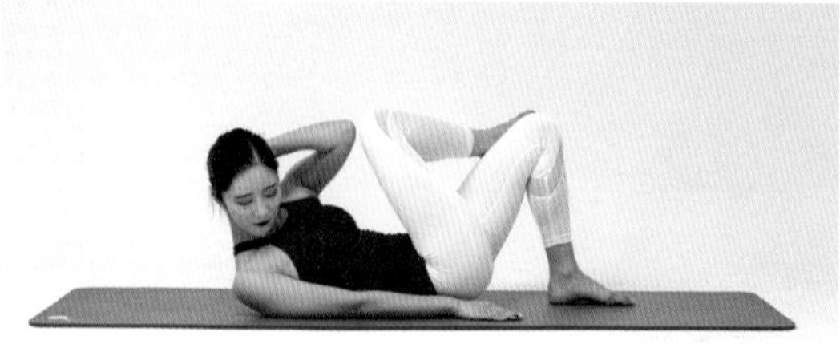

B. 호흡을 내뱉으며 팔꿈치를 무릎 쪽으로 당겨 복부 근육을 수축해 준다.

C. 머리가 완전히 바닥과 닿지 않게 80% 정도 내렸다가 다시 올린다.

D. 반대쪽도 위와 같이 해준다.

주의사항 목이 과도하게 꺾이지 않게 주의하고 수축할 때 어깨가 지면에서 떨어지게 운동한다.

3 군살 잡고 탄탄하게

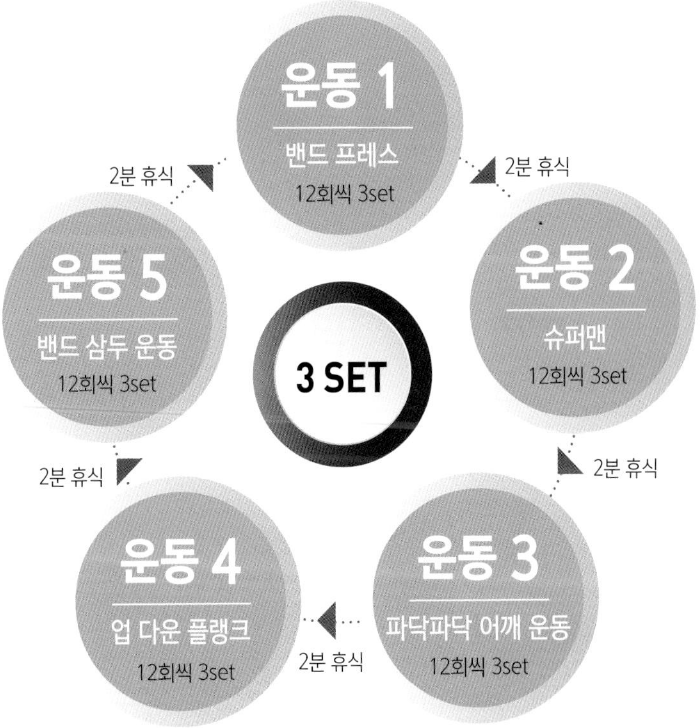
운동 1
밴드 프레스
12회씩 3set
2분 휴식
운동 2
슈퍼맨
12회씩 3set
2분 휴식
운동 3
파닥파닥 어깨 운동
12회씩 3set
2분 휴식
운동 4
업 다운 플랭크
12회씩 3set
2분 휴식
운동 5
밴드 삼두 운동
12회씩 3set
2분 휴식
3 SET

밴드 프레스

얼마나? 12회씩 3set / 세트 간 휴식은? 30초

준비물 세라 밴드 and 수건

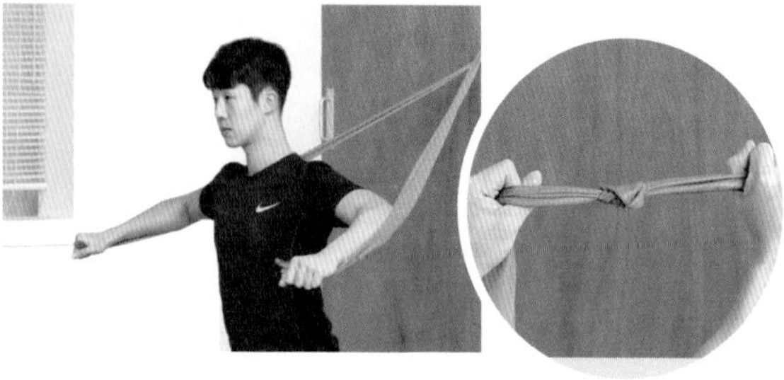

A. 묶은 밴드를 가슴 높이의 문틈에 끼워준다.

B. 무릎 밑에 수건을 깔고 문을 등진 상태로 밴드를 잡고 앉는다.

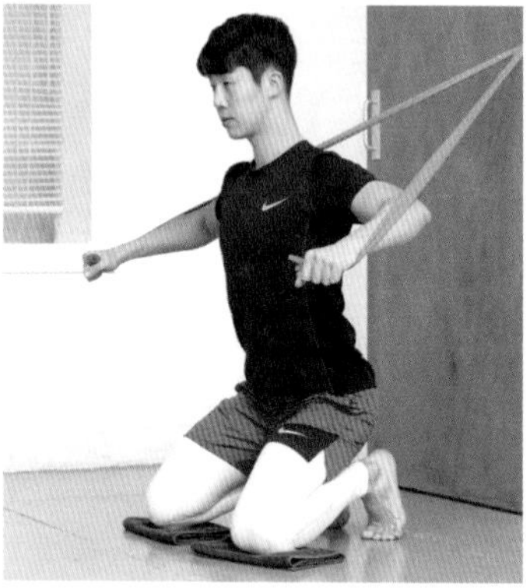

C. 가슴을 펴고 어깨가 올라오지 않게 내린다.

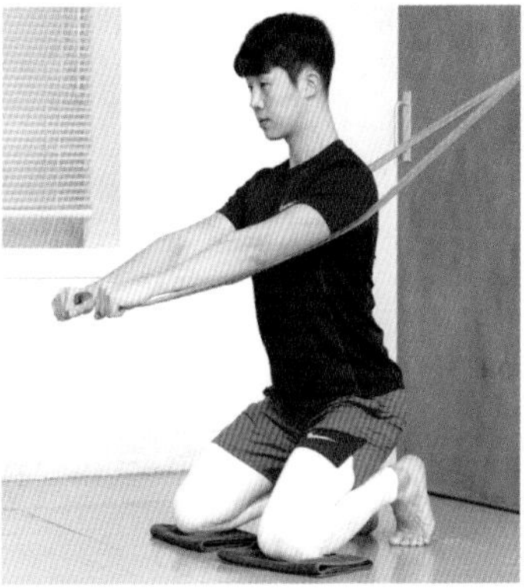

D. 호흡을 내뱉으며 가슴을 모아주는 느낌으로 밴드를 앞쪽으로 당긴다.

주의사항 밴드를 앞쪽으로 당길 때 어깨가 굽지 않게 한다.

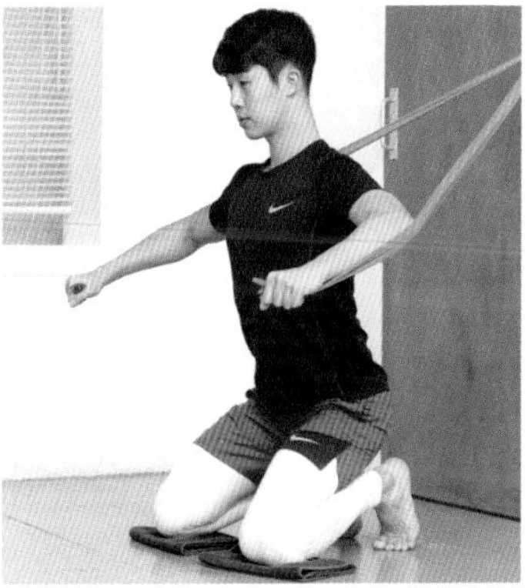

E. 호흡을 들이마시며 천천히 되돌아간다.

F. 팔꿈치를 80%만 펴고 다시 속도감 있게 밴드를 앞쪽으로 당긴다.

슈퍼맨

얼마나? 12회씩 3set / 세트 간 휴식은? 30초

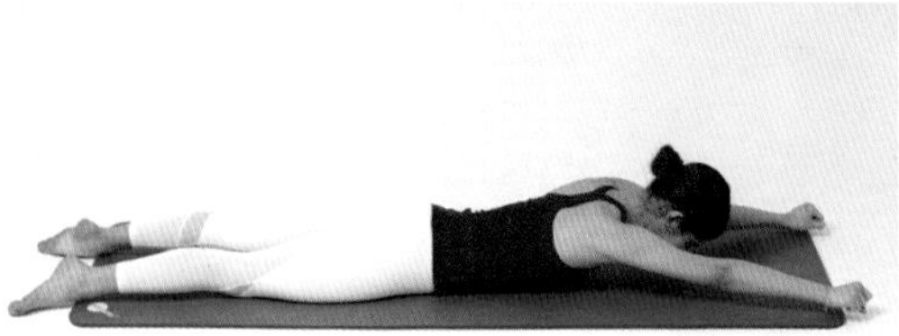

A. 바닥에 엎드린 후 두 다리는 쭉 펴고 두 팔은 머리 위로 쭉 올린다.

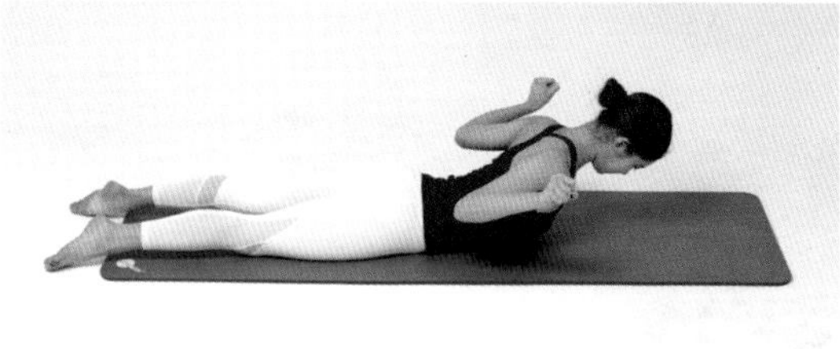

B. 호흡을 내뱉으면서 팔꿈치를 뒤로 보내고 가슴을 들어 등 근육을 수축시킨다.

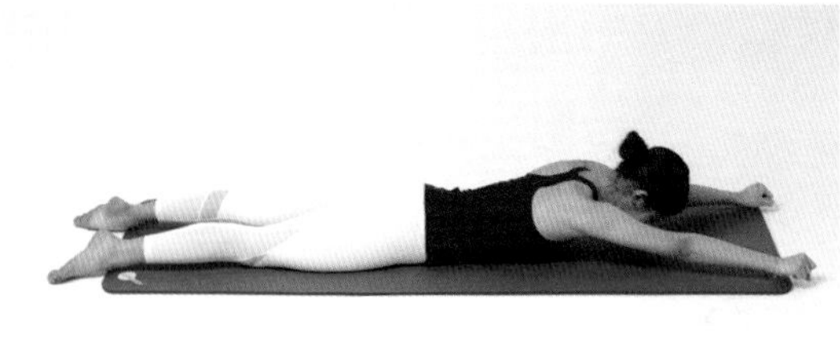

C. 등에 긴장감을 유지하면서 천천히 끝까지 내려오고 다시 속도감 있게 올린다.

주의사항 허리가 과도하게 꺾이지 않게 조심한다.

파닥파닥 어깨 운동

얼마나? 12회씩 3set / 세트 간 휴식은? 30초

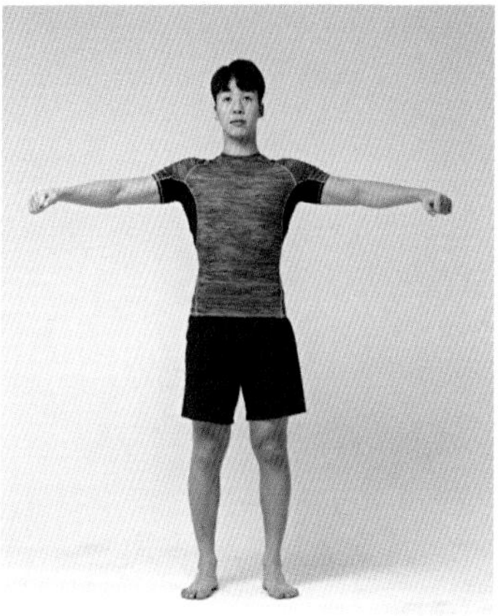

A. 팔을 벌리고 주먹을 꽉 쥔다.

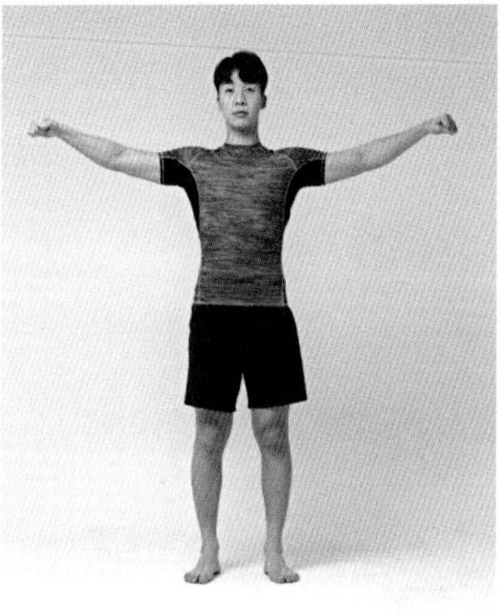

B. 주먹을 꽉 쥔 상태로 위쪽으로 지름 30cm의 길이로 흔들어준다.

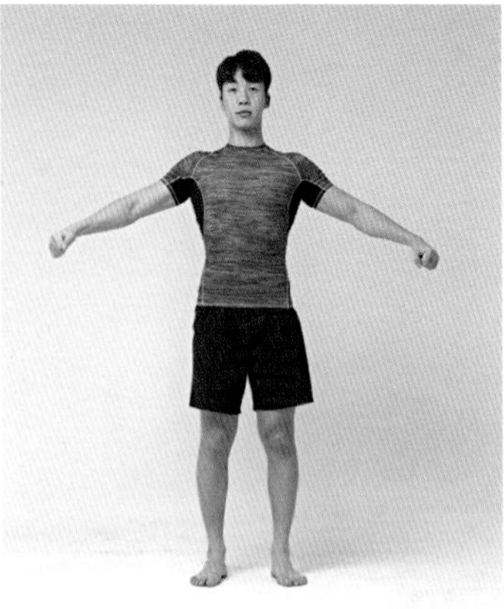

C. 주먹을 꽉 쥔 상태로 이번에는 아래쪽으로 지름 30cm의 길이로 흔들어준다.

D. 흔들 때 어깨가 올라가지 않게 하며 호흡을 세게 내뱉으며 계속 흔들어준다.

업 다운 플랭크

얼마나? 12회씩 3set / 세트 간 휴식은? 30초

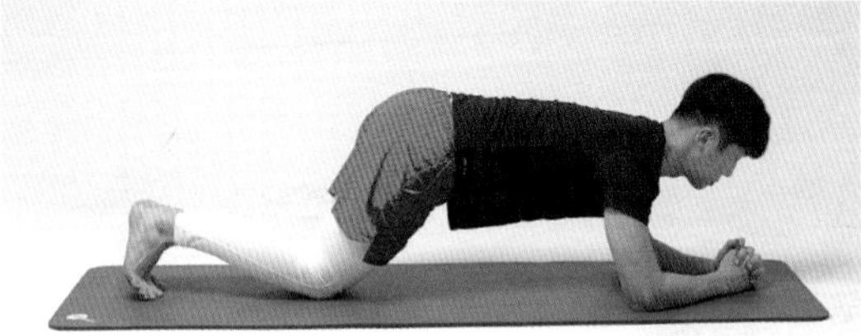

A. 무릎을 대고 엎드린 후 플랭크를 할 준비를 한다.

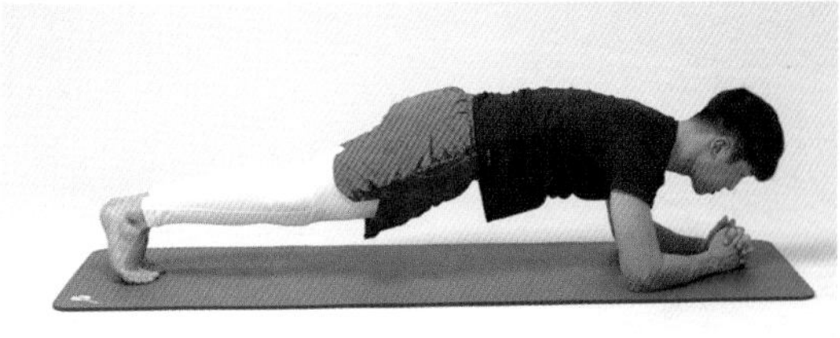

B. 팔꿈치와 어깨가 일직선이 되게 만들어주고 양 팔꿈치의 너비는 어깨너비만큼 벌린다.

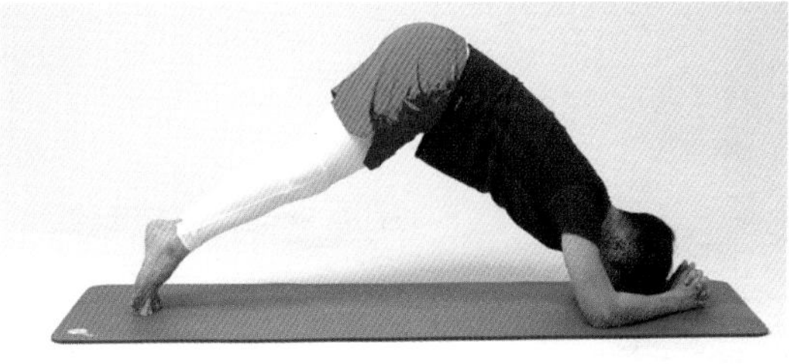

C. 플랭크 자세에서 호흡을 세게 내뱉고 복부에 힘을 주어 엉덩이를 속도감 있게 위로 든다.

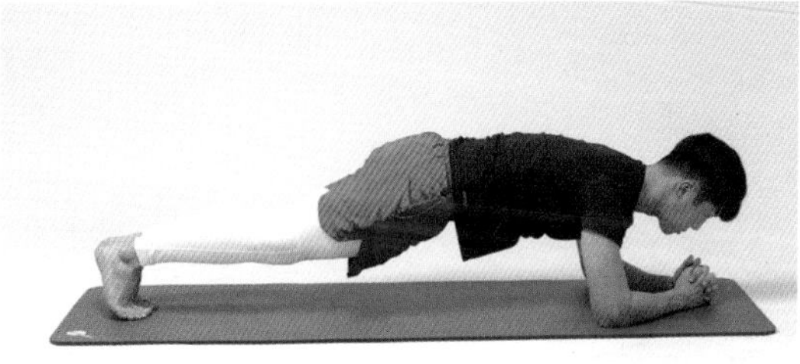

D. 호흡을 들이마시며 다시 플랭크 자세로 복귀한다.

E. 내릴 때 엉덩이가 너무 내려가지 않게 주의하며 속도감 있게 반복한다.

밴드 삼두 운동

얼마나? 12회씩 3set (양쪽 운동이 1set) / 세트 간 휴식은? 30초

준비물 세라 밴드

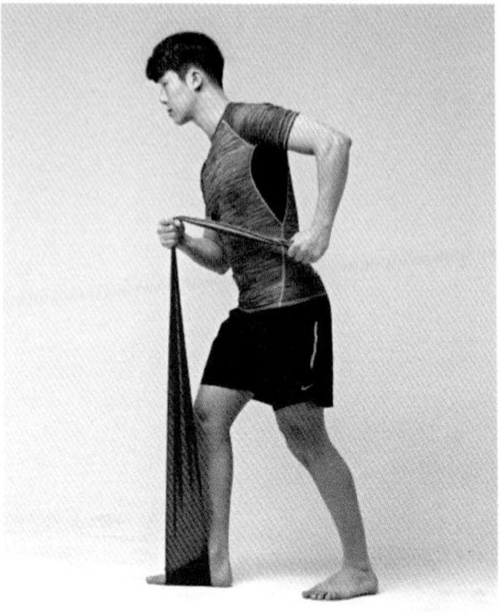

A. 오른발로 밴드를 밟은 뒤 오른손으로 밴드를 잡아 준비 자세를 취한다.

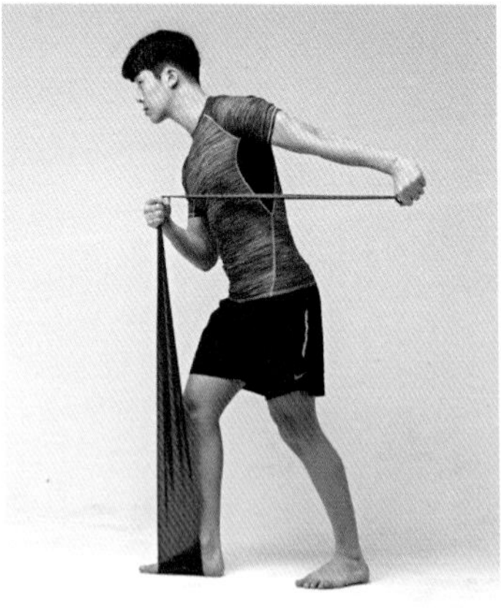

B. 호흡을 내뱉으며 팔꿈치를 고정시킨 채 왼손으로 잡은 밴드를 뻗어준다.

주의사항 팔꿈치의 위치를 고정하여 움직이지 않게 한다.

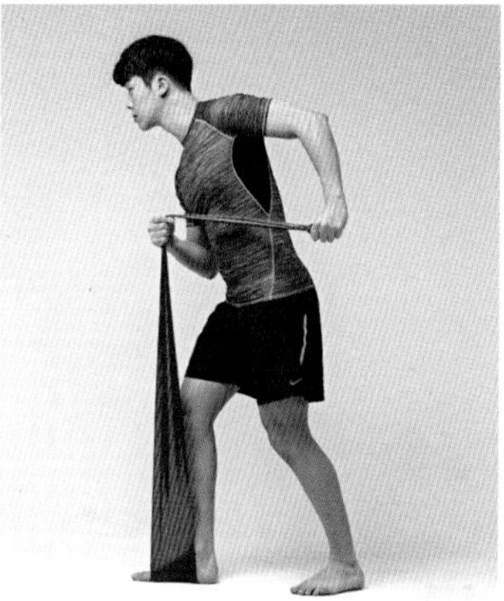

C. 팔에 긴장감을 유지한 채 호흡을 들이마시면서 밴드를 80% 정도만 내리고 밴드를 다시 힘껏 뻗어준다.

D. 반대쪽도 위와 같게 해준다.

4

숨은 복근 발굴하기

숨은 복근 발굴하기란?

누구에게나 복근이란 근육이 존재한다. 다만 지방에 덮여 보이지 않을 뿐이다. 갖고 있는 복근이 지방 속에 파묻혀 있다니, 얼마나 안타까운 일인가. 복근은 소근육이기 때문에 짧은 시간 내에 운동을 해주어야 한다. 이제 지방을 걷어내고 복근을 맞이할 시간이다.

1 숨은 복근 발굴하기

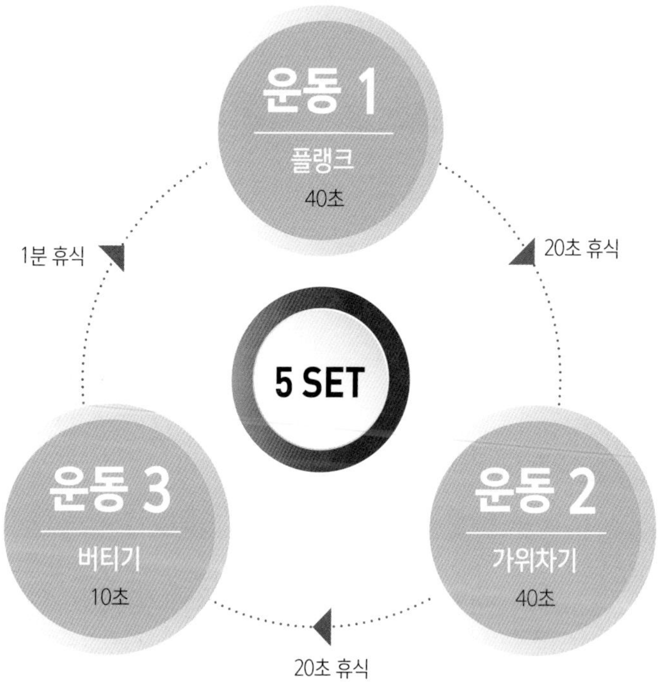

플랭크

얼마나? 40초

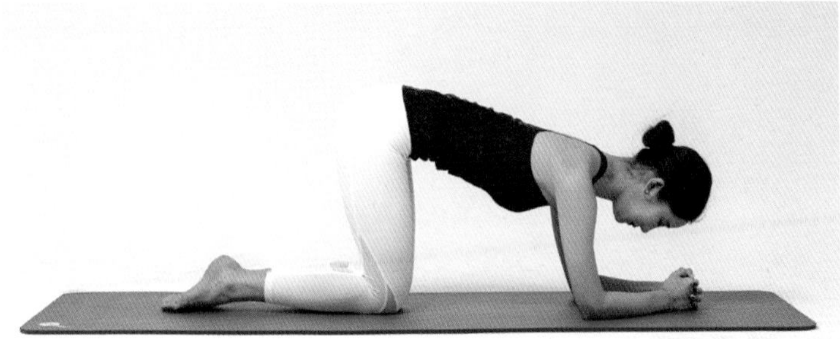

A. 팔꿈치를 어깨너비만큼 벌리고 플랭크 준비 자세를 취한다.

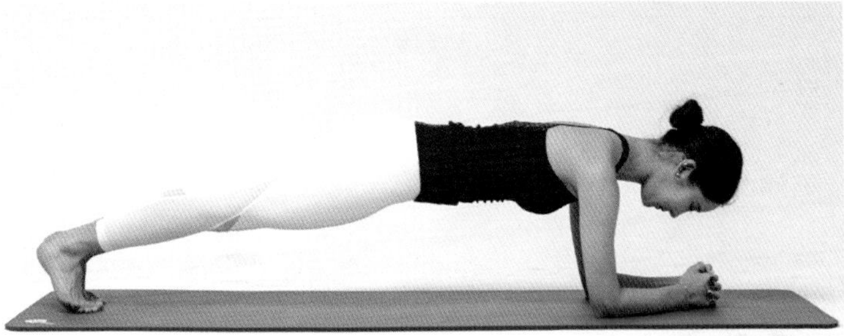

B. 무릎을 떼고 발은 모아주며 괄약근에 힘을 줘서 엉덩이 근육에 힘을 준다.

C. 배에 긴장감을 유지한 채 호흡은 짧고 굵게 내뱉으며 최대한 버텨준다.

더 나아가기

안 좋은 예

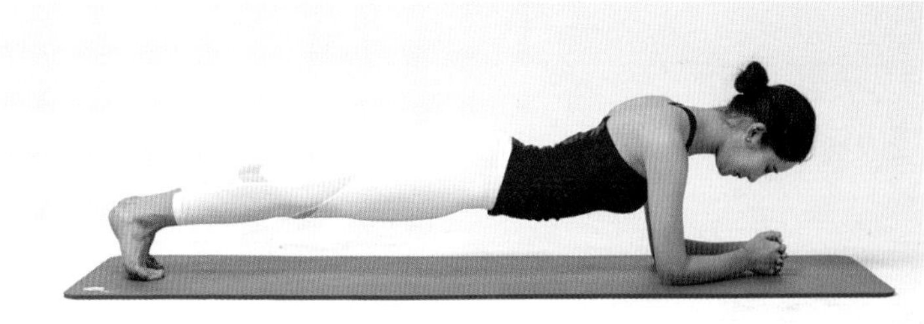

• 허리가 꺾이지 않게 골반을 앞으로 말아준다.

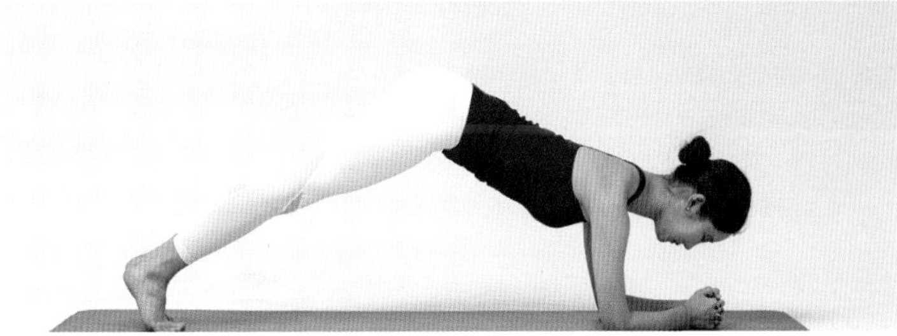

• 엉덩이가 너무 올라가 어깨에 많은 힘이 들어가지 않게 신경을 쓴다.

가위차기

얼마나? 40초

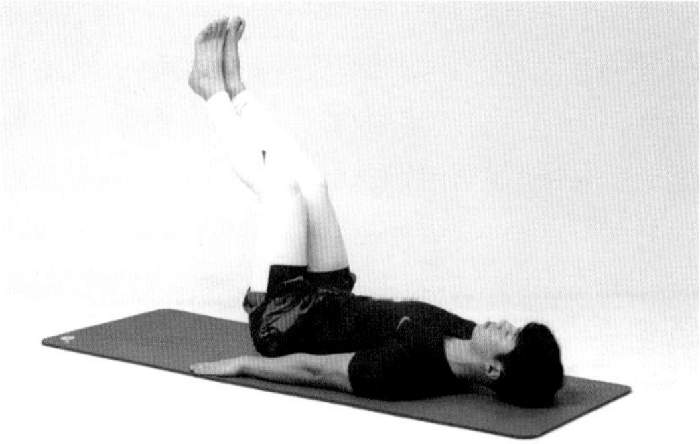

A. 누운 상태에서 복부에 힘을 준 상태로 다리를 든다.

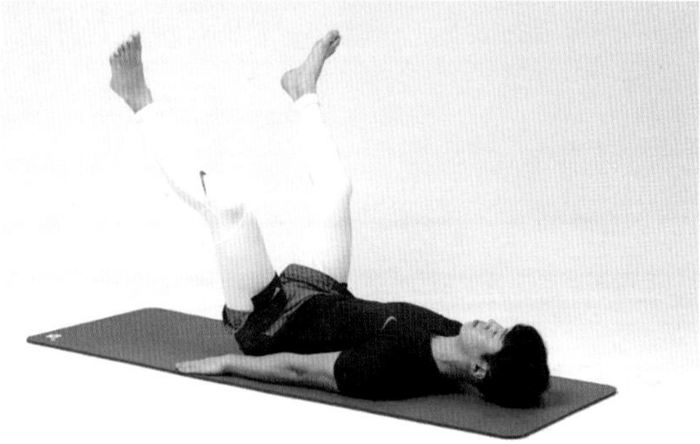

B. 양다리를 벌린다.

주의사항 허리가 아프다면 다리를 수직에 가깝게 들어올린다.

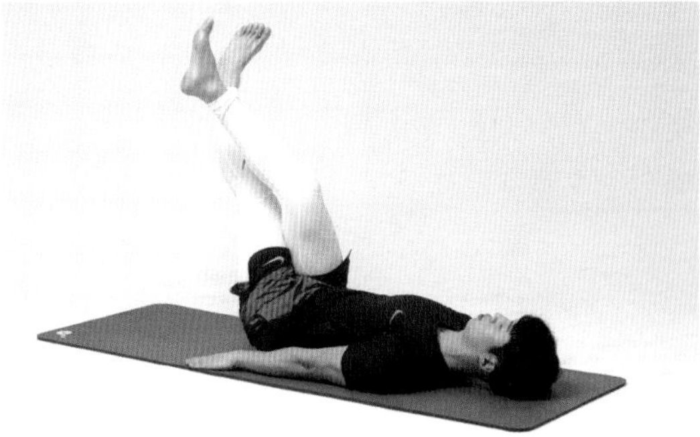

C. 호흡을 세게 내뱉으며 발을 한쪽으로 포개어준다

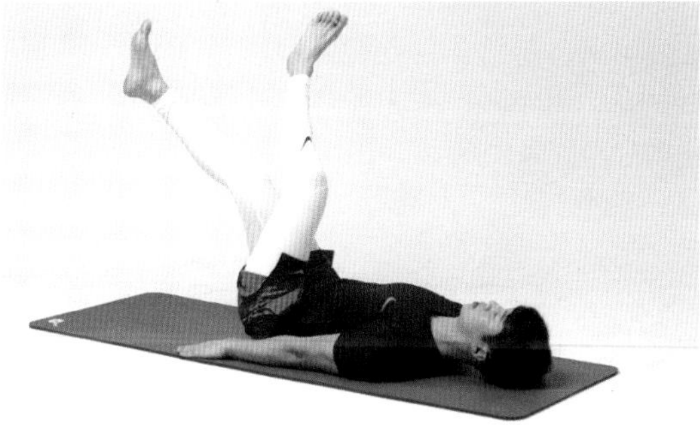

D. 복부에 긴장감을 유지한 채 다리를 벌려 반대쪽으로 포개어준다.

TIP 빠르게 반복해 준다.

버티기

얼마나? 10초

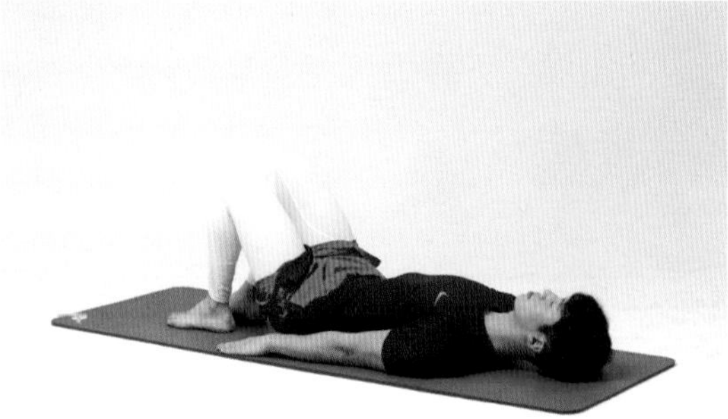

A. 천장을 바라보고 무릎을 세워 눕는다.

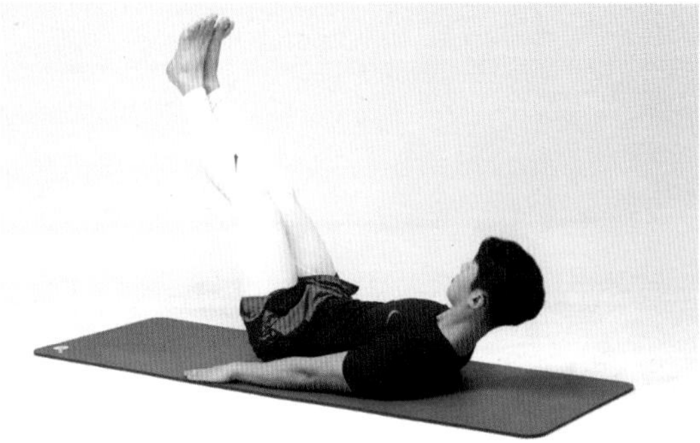

B. 손은 엉덩이 옆에 두고 지면을 꾹 눌러주면서 목과 어깨를 떼어준다.

C. 다리를 들어 호흡을 세게 내뱉으면서 복부에 긴장감을 유지한다.

D. 10초를 버텨준다.

2 숨은 복근 발굴하기

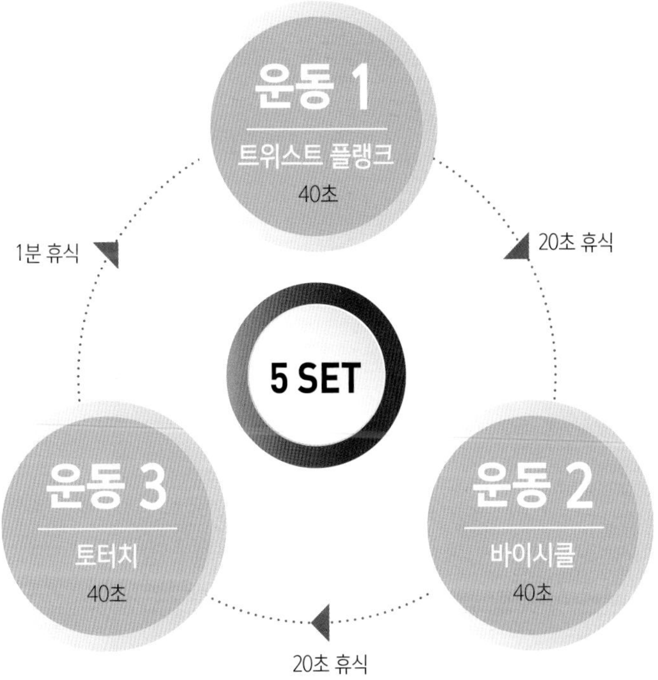
운동 1
트위스트 플랭크
40초
20초 휴식
운동 2
바이시클
40초
20초 휴식
운동 3
토터치
40초
1분 휴식
5 SET

트위스트 플랭크

얼마나? 40초

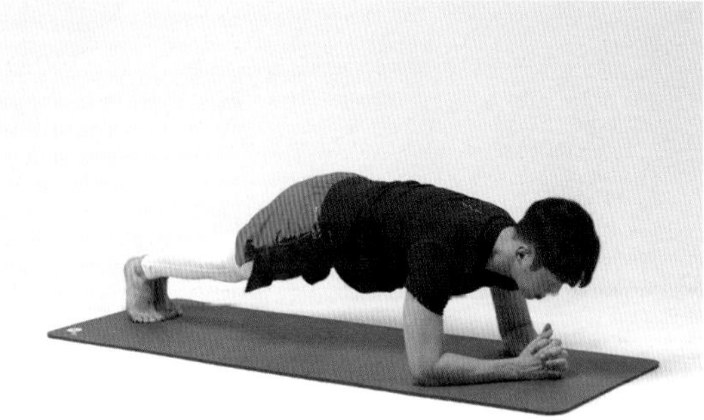

A. 어깨너비만큼 팔꿈치를 벌리고 허리가 꺾이지 않게 플랭크 자세를 취한다.

B. 시선은 아래를 향하도록 한다.

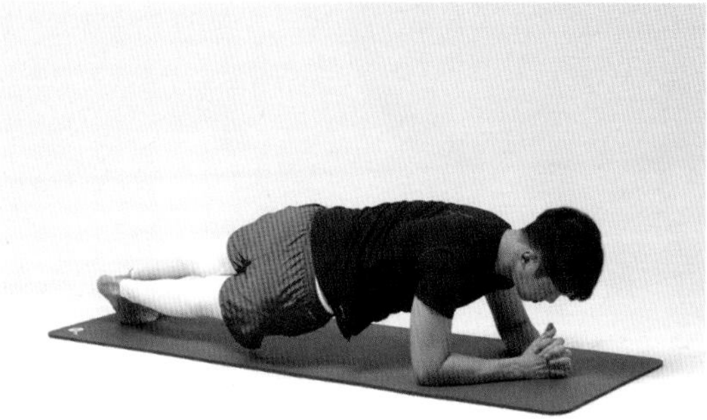

C. 호흡을 세게 내뱉으며 골반을 한쪽으로 내려준다.

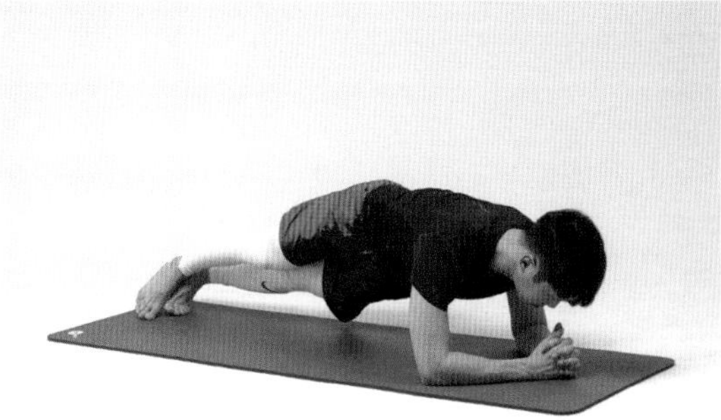

D. 호흡을 세게 내뱉으며 반대쪽으로 골반을 내려준다.

E. 속도감 있게 진행한다.

주의사항 허리가 꺾이지 않게 하고 엉덩이가 너무 올라가지 않게 한다.

바이시클

얼마나? 40초

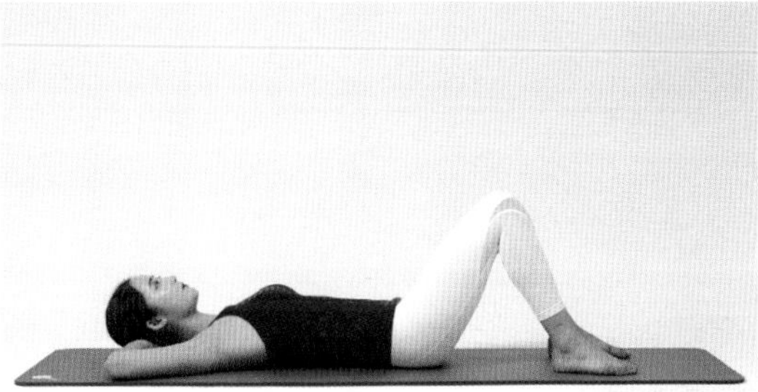

A. 천장을 바라보고 눕는다.

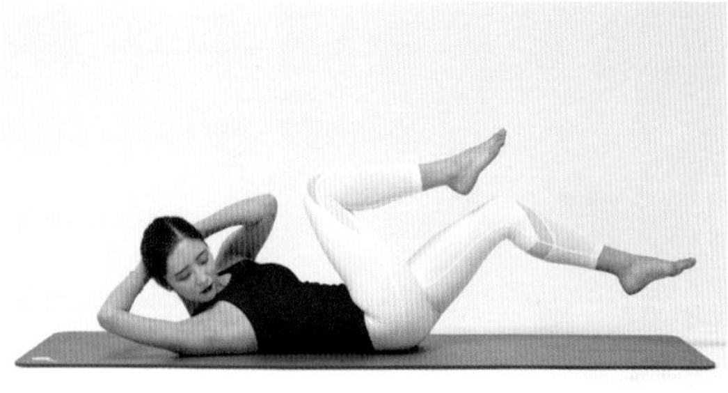

B. 호흡을 세게 내뱉으며 오른쪽 팔꿈치와 왼쪽 무릎이 닿게 복부를 수축시킨다.

C. 목이 너무 꺾이지 않게 어깨와 목을 함께 들어준다.

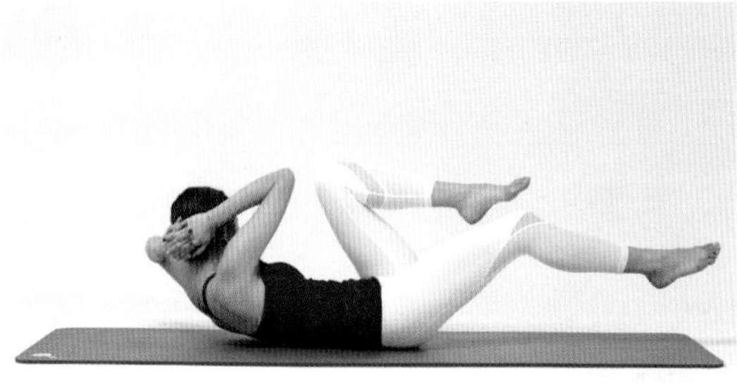

D. 호흡을 세게 내뱉으며 반대쪽 팔꿈치와 무릎이 닿게 복부를 더 수축시킨다.

E. 번갈아 가며 속도감 있게 반복해 준다.

토터치

얼마나? 40초

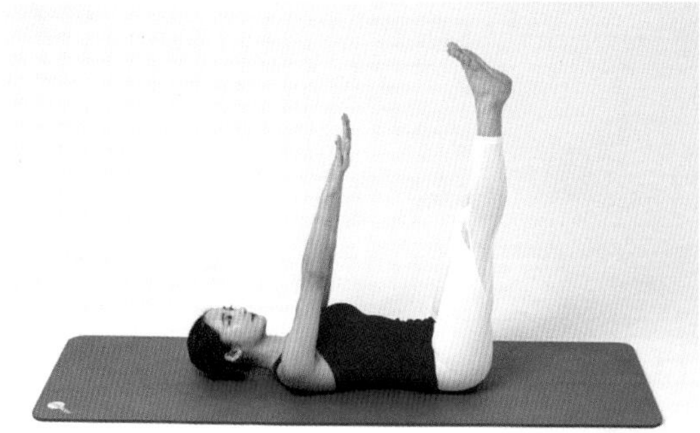

A. 팔과 다리를 천장을 향해 뻗고 운동할 준비를 한다.

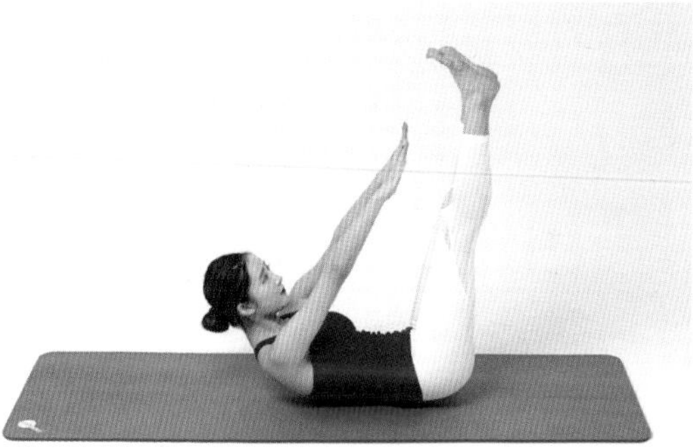

B. 호흡을 세게 내뱉으며 손가락 끝이 발등을 향하도록 어깨를 들어준다.

C. 목이 꺾이지 않게 복부 힘으로 어깨를 들어올린다.

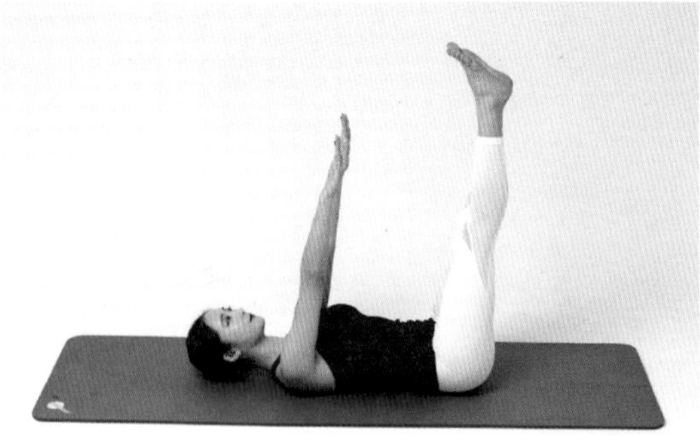

D. 호흡을 들이마시며 내려오고 재빨리 복부 근육을 다시 수축해 반복한다.

주의사항 내려올 때도 복부에 힘을 풀지 않는다.

3 숨은 복근 발굴하기

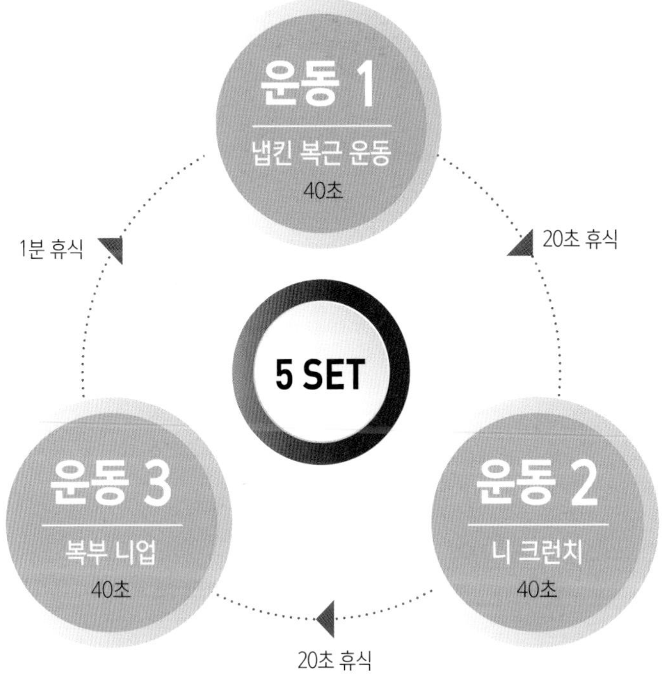
운동 1
냅킨 복근 운동
40초
20초 휴식
운동 2
니 크런치
40초
20초 휴식
운동 3
복부 니업
40초
1분 휴식
5 SET

냅킨 복근 운동

얼마나? 40초

준비물 냅킨 2장 / 대체 용품 : 수건

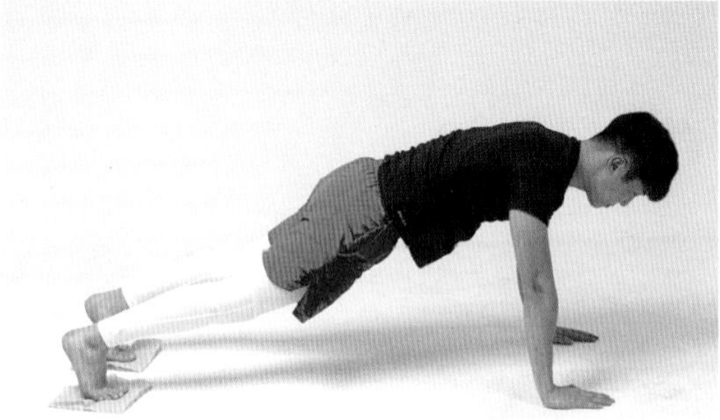

A. 각 냅킨을 발바닥으로 밟고 엎드려 준비 자세를 취한다.

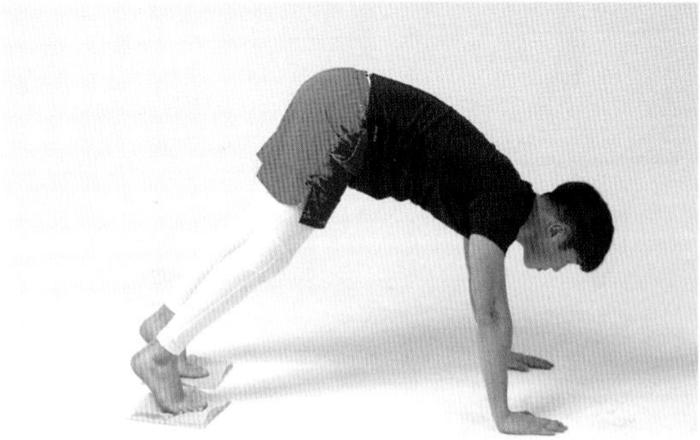

B. 미끄러운 지면을 이용해 호흡을 세게 내뱉으며 두 다리를 몸통 쪽으로 끌어당겨준다.

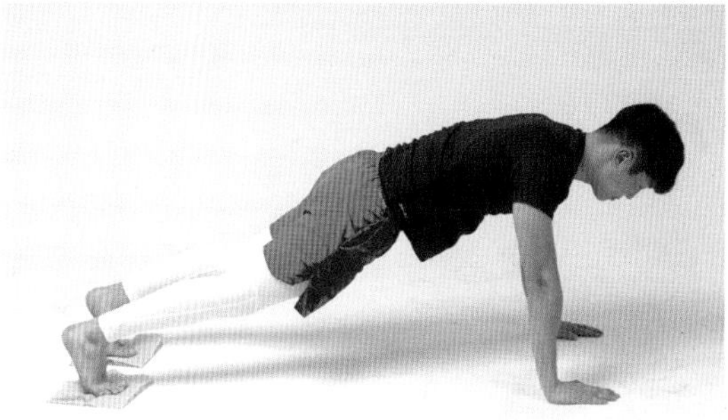

C. 호흡을 들이마시며 두 다리를 원래 있던 자리로 다시 밀어 내려준다.

D. 이 동작을 빠르게 반복한다.

니 크런치

얼마나? 40초

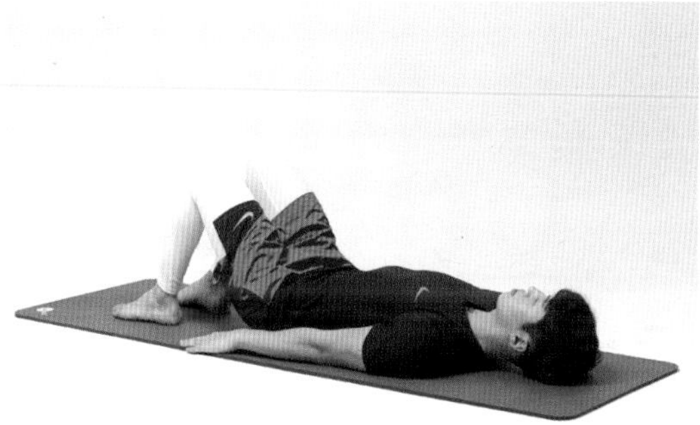

A. 바닥에 누워 양손은 엉덩이 옆에 두고 무릎을 위로 접는다.

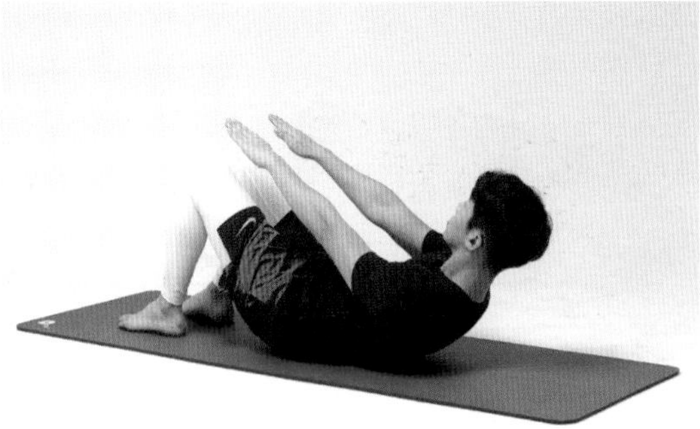

B. 호흡을 내뱉음과 동시에 복부에 힘을 주고 팔을 쭉 펴서 무릎 쪽으로 당겨준다.

C. 목이 과도하게 꺾이지 않게 어깨와 목을 함께 들어준다.

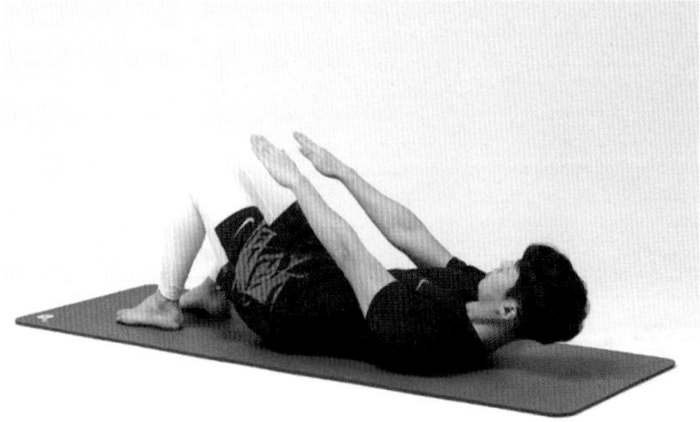

D. 내려오면서 호흡을 들이마시고 머리가 바닥에 닿기 전에 다시 어깨를 들어 복부 근육을 수축한다.

복부 니업

얼마나? 40초

준비물 바퀴가 없는 의자 / 대체 용품 : 탁자

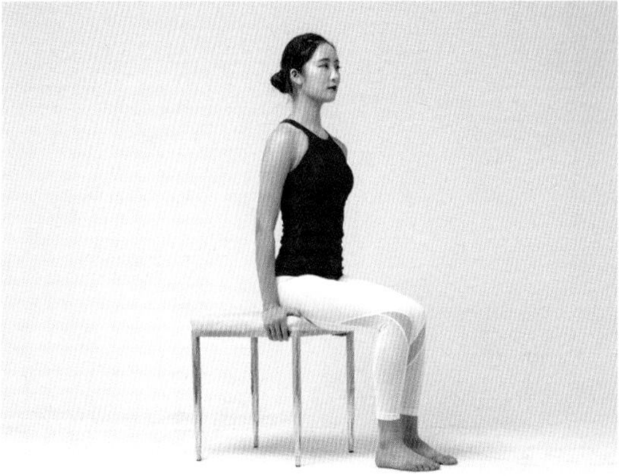

A. 의자 끝부분에 앉아 손으로 의자 밑 부분을 잡는다.

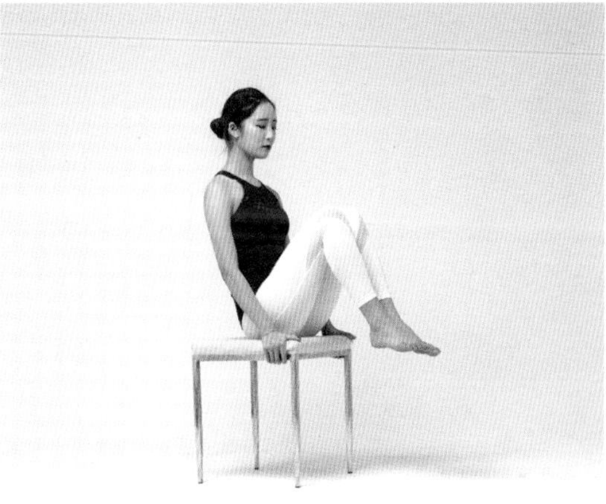

B. 호흡을 내뱉으며 무릎을 가슴 쪽으로 당기면서 복부 근육을 수축시켜 준다.

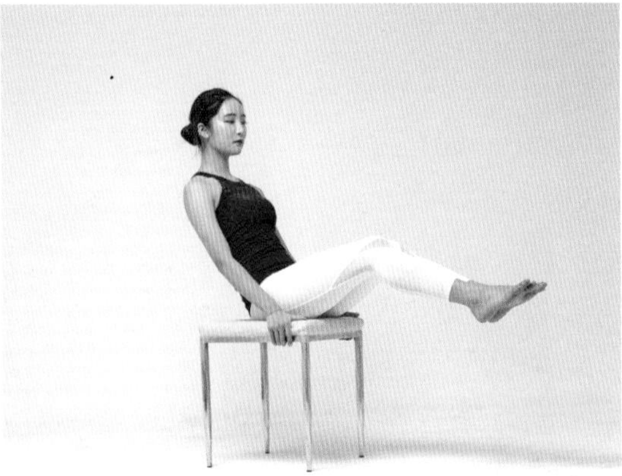

C. 숨을 들이마시면서 몸통을 뒤로 살짝 기울이며 다리를 뻗어준다.

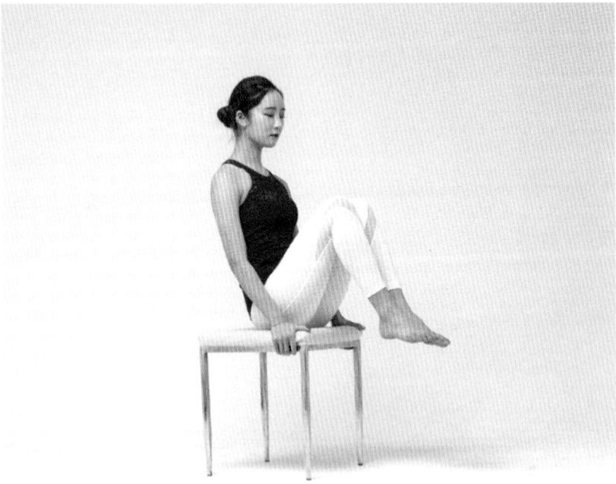

D. 복부에 힘을 풀지 않고 속도감 있게 반복한다.

자기 건강은 스스로 챙길 수 있는 당신

이제 집에서 스스로 운동하는 자신을 볼 수 있을 것이다. 저녁에 밥을 먹고 어디 멀리 나갈 필요 없이 집에서, 내 방에서 몇 가지 도구만 갖춘다면 그곳이 바로 나의 헬스장이 된다. 여러분은 하는 방법을 몰랐을 뿐이다. 이 책을 읽고 직접 운동을 해본 사람들은 집에서 운동하는 것이 얼마나 편리하고 좋은지 알 수 있을 것이다. 그리고 무작정 사용할 줄도 모르는 헬스 기구를 잡고 있는 것보다 집에 있는 간단한 도구로 짧게라도 정확한 자세로 운동하는 것이 더 효과가 좋다는 것도 알게 되었을 것이다. 운동은 '선택'이 아니라 '필수'이다. 필수가 된 운동을 집에서 하느냐 밖에 나가서 돈 주고 하느냐의 차이가 된 셈이다. 물론 책에 생수통과 의자, 고무장갑으로 하는 운동이 소개되어서 생소하면서도 이상한 운동이라고 생각했을 수 있다. 하지만 필수적인 소도구와 집 내부에 있는 간단한 도구들로 운동하는 것이 쉽고 좋은 방법이라고 생각한다. 앞서 말했듯이 운동은 지속 가능해야 한다. 이 책을 덮고 방구석에 놓아두면 이 책을 보고 따라서 운동한 시간은 모두 물거품이 될 것이다. 그러므로 이 책은 항상 눈에 잘 보이는 곳에 둘 것을 추천한다. 또, 운동을 매일 하면 좋겠지만 그게 안 된다면 이틀에 한 번, 3일에 한 번이라도 꾸준히 하는 것이 중요하다. 우선 운동을 하는 것이 중요한 것이고 운동을 하다 보면 시간은 금세 지나 있을 것이다. '뭐든지 시작이 반이다.' 우선 하루에 단 10분이라도 꾸준히 해 보자!

우리집이 헬스장이 된다

초판 1쇄 인쇄 2018년 8월 10일
초판 1쇄 발행 2018년 8월 15일

발행인 박해성
발행처 (주)정진라이프
지은이 신호용
출판등록 2016년 5월 11일
주소 02752 서울특별시 성북구 화랑로 119-8, 3층(하월곡동)
전화 02-917-9900
팩스 02-917-9907
홈페이지 www.jeongjinpub.co.kr

ISBN 979-11-961632-7-3 *13510

• 본 책은 저작권법에 따라 한국 내에서 보호받는 저작물이므로 무단 전재와 복제를 금합니다.
• 이 도서의 국립중앙도서관 출판예정도서목록(CIP)은 서지정보유통지원시스템 홈페이지(http://seoji.nl.go.kr)와 국가자료공동목록시스템(http://www.nl.go.kr/kolisnet)에서 이용하실 수 있습니다. (CIP제어번호: CIP2018023933)
• 파본은 교환해 드립니다. 책값은 뒤표지에 있습니다.